老いは脳科学的に素晴らしい

年をとるほど実力は伸びる

澤口俊之
脳科学者

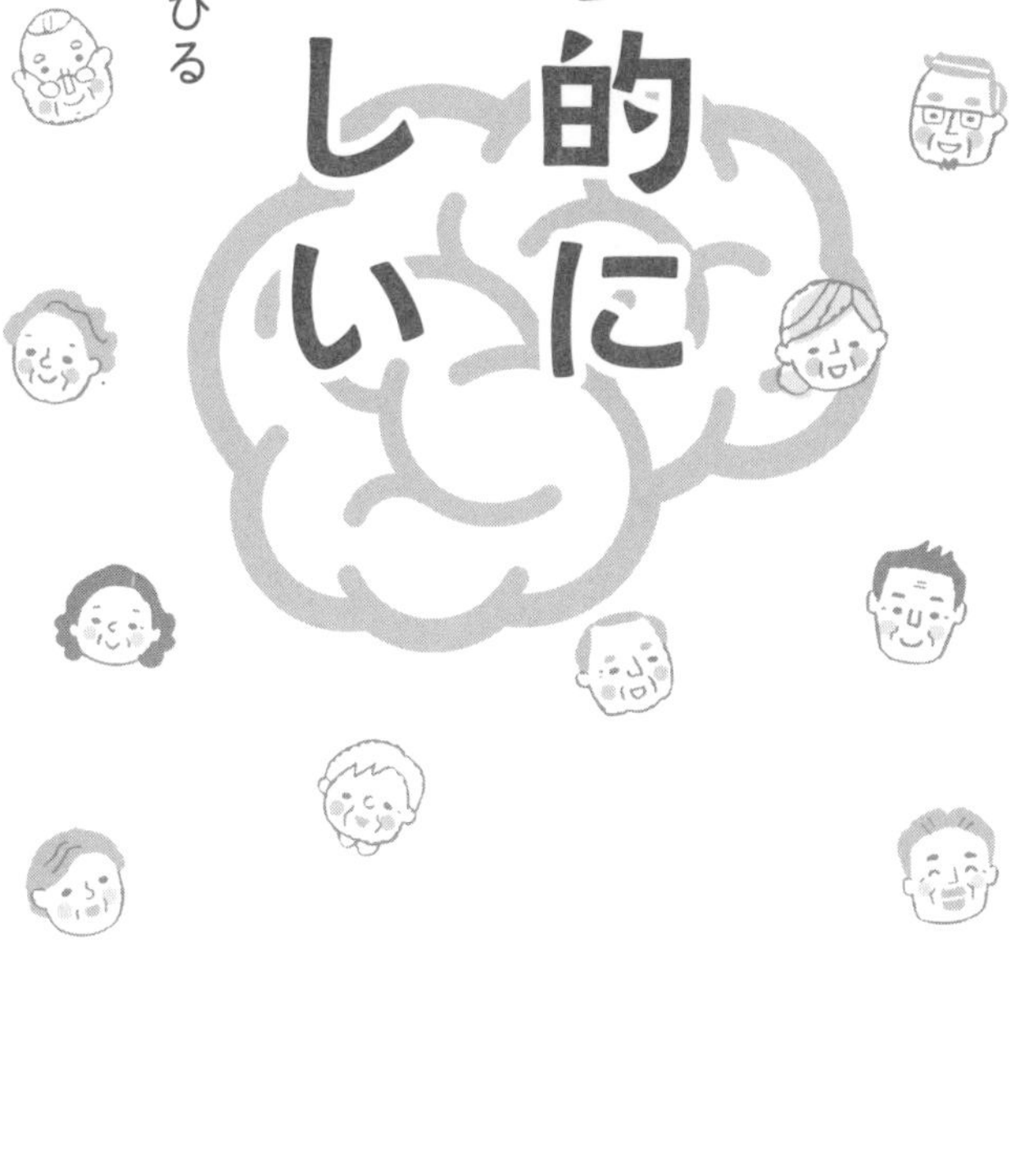

GENTOSHA
幻冬舎

まえがき

○老いることは素晴らしいのです

本書では中高齢者（特に高齢者）に関する本質的な問題・事柄（認知症予防を含む）を「これ一冊で十分」といった思いで書いていますが、本書の要点はごくシンプルです。高齢者には本来（人類進化的に）存在意義があって、その意義と結びついている実力は高齢になるほど向上し、普通にしていれば「幸福長寿」になる、ということです。

本書での中心的なコンセプトは「老いるほど『実力』は伸びる」というものですが、これは脳科学的には常識です。

その実力とは、ざっくり言えば、記憶（知識と経験）をうまく活用して社会状況や時代に適応する能力で、まさに高齢になるほど（記憶が概して増えるので）向上します。この能力は良好な人生と当然ながら深く関係しますから、高齢になるほど**幸福感や人生の満足感**も上がっていきます。老いること（高齢になること）は、素晴らしいことなのです。

本書ではこうしたことを、色々な観点から（ハウツー・方法的なことも含めて）話したいと思っています。そのため、要点はシンプルなのに、かなりの大著？ になっています。

ただ、ここでする話には「そんなバカな！」的なものもあるかもしれません。たった今の話――「老いることは素晴らしい」――も、です。

老いれば人生は下り坂で、心身も衰える一方ではないか。老いたら、物覚えは悪くなるし、老眼は進むし、耳は遠くなるし、体の動きは鈍くなるし、息切れするし、精力は落ちるし、若い異性と恋に落ちることもないし、病気になりやすくなるし、おまけに「老害」なんて言われたりするし……。

なのに、**老いることは素晴らしい**だと？ 寝言を言うな、といった感じです。

しかし、科学的に多数のエビデンスがあって、それらを踏まえて淡々と述べただけです――「素晴らしい」は日本語的にはちょっと言い過ぎかもしれませんが、ワンダフル（wonderful）とかナイス（nice）といったニュアンスで言っています。

ちなみに、「澤口の常識は非常識」とたまに（TVを含めたマスコミなどで）言われることがあります。それは、おそらく、そう言う人たちは古すぎる脳科学的知見をいまだにもち続けているか、あるいは、最近の脳科学を知らないせいだと私的には思っています。

端的に、最新情報を得るべくネット検索をしても、ネット上では各種情報が新旧混在しつつ拡散しているので、何が古くてどれが新しいのか一般の方には区別がつかないと思います。新しい知見を見つけたとしても、不正確だったりフェイクだったりすることもあります。新聞や雑誌等のマスコミでもほぼ同様です（新聞ではフェイクはさすがに少ないですが、不正確なことはかなりあります）。

そこで、本書では、高齢になるほど伸びる「実力」を含め、**高齢者の存在意義**、そして「幸福長寿」の方法（認知症の予防法を含む）などをまさに科学的に（ただし、あまり専門的にならないように）ざっくりと話したいと思っています。

非常識なこともあるかもしれませんが、その方が脳科学的には記憶に残りやすくてむしろいいのです。中には「そんなの常識だろう」といった話もかなり（？）あると思われます。ただ、常識的なことでも、「本当か？」と疑って探究したくなる（してしまう）のが科学者たちの性《さが》なので、その辺はお許し下さい。

○新型コロナウイルスはかなりアブナイが、高齢者には利点も

ここで少し補足を（まえがきで補足というのも変な話かもしれませんけど）……。

例の新型コロナウイルス感染症（COVID-19、Coronavirus Disease 2019）との関係でも、「高齢になるほど伸びる実力」が重要で、その実力を活用することで未曽有《みぞう》の状況にもうまく適応できるんです。実際、高齢者の場合（個人差はさすがにありますけど）、この未

曽有のパンデミックにとてもうまく対処しつつ適応していて、ネガティブな感情も比較的少ないことが実証されています。それどころか、**社会生活を工夫しつつ精神健康や幸福感を維持している**か、向上すらさせているんです。

「そんなことがあるか！　やっぱり澤口は非常識だな。COVID-19の致死率は高齢になるほどそれこそ指数関数的に高くなるんだ。この疾患は一部の風邪と同類のコロナウイルス感染症で、そういった風邪にはワクチンもないことは承知してるが、今回のコロナウイルスはそれこそ新型で、変異株も次々出るし、風邪なんかとはレベルが違うんだ！」と言われそうですし、これは全くその通りです。

世界中の多くの研究者たちにしても、「高齢者はCOVID-19に対して非常に脆弱《ぜいじゃく》だ。高齢者では身体のみならず、不安や抑うつなどの精神状態・精神健康の問題にも十分に気を付けるべきだ」と危惧しつつ提言していました。

その一方で、私は、本書で重視している「高齢になるほど伸びる実力」を考慮するだけでも、少なくとも高齢者では脳機能的・精神的には何の問題もないし、不安や抑うつなどが特段に増えることもないだろうと、当初（２０２０年2月頃）から予測していました。

そして、私自身は（その理由はあえて言いませんし、定義上高齢者ではありませんが）COVID-19に何の不安もなかったどころか、早いところ（さほど拡大する前に）感染したい、と思っていたほどです（現時点まで感染してませんけど）。

それに、これは不謹慎かもしれませんが、科学者としては「非常に興味深い」と密《ひそ》かに思っていました――実際問題として、人類進化や社会心理などの広い視野から見ても、あるいは、新型コロナウイルス（SARS-CoV-2）の感染機序や脳への影響機序などのミクロ的な視野から見ても、科学的には興味深いことばかりでした。

また、**不安は脳にも健康にもかなり有害**なことが分かっているので、各種メディアによる「不安煽《あお》り的な報道・言説」には私としては問題意識をもっていましたし、危惧もしていました（端的に、高齢者での健康長寿の主要な方法の一つは「楽観」です）。しかも、この種のパンデミック的な感染症への国家的・個人的対処法は科学的にはごくシンプルで、ほぼ一つの方法論しかないので、雑多な言説や意見は混乱を招き、脳を疲弊させるだけですし……。

○ワクチン接種は認知症予防に有効か!?

私的な思いはともあれ、今回のCOVID-19を含めた感染症（インフルエンザや風邪も感染症です）に対して、高齢者は確かに脆弱で致死率も若い人に比べれば高いです。しかも、COVID-19ではワクチンの接種も（これはやや予想外でしたが）遅れてしまいました

（ちなみに、この種のワクチン接種は認知症の予防効果もありそうだという研究報告があるので、なるべく接種した方がいいです——既に接種された方も多いでしょうが）。

その他、COVID-19の多くの特徴を踏まえると、この**感染症に対する高齢者の身体的脆弱性は明らか**で、身体的脆弱性は精神健康と相当に関係しますから、欧米の研究者たちが「高齢者の精神状態・精神健康の悪化にも十分に気を付けるべきだ」とかなり強く警告していたのは、理に適《かな》っています。

ところが、少なくとも欧米では結局はそうではなく、COVID-19パンデミック中での高齢者はうまく生活していて幸福感や精神健康も相当に良いので、「中年以下の人たちは精神健康を保ちつつうまく生活する上で、高齢者たちの知恵や精神的態度、生活様式などを参考にすべきだ」といった趣旨の研究論文も２０２０年後半くらいから少なからず出てきているんです。

そのくらい「高齢になるほど伸びる実力」はパンデミック中でも重要で、多くの高齢者たちの社会生活は適切で精神的にも健康なわけですが、その理由は……、本書を読めばおのずと分かるはずなので、この辺で留《とど》めておきますね。

かくして、COVID-19パンデミック中でも、高齢者にはやっぱりイイ側面があるんです。

いわんやこの**パンデミック後の人生**をや、です。本書のテーマはまさにその「良さ」と維持・向上法でもありますから、その点でも本書は意味があると思います。

もちろん、個人差はあるので、高齢者の中には「実力」があまり高くなく、長引くCOVID-19の感染状況のせいで、抑うつ状態や不安になっている方もいるかもしれません。そういった方々にも本書は（実力向上や幸福長寿の方法もかなり書いているので）意味があるはずです。

それに、「このパンデミックでは中年以下の人たちは高齢者を参考にしろ」と科学的に提示されたくらいですから、本書はCOVID-19に限っても中年以下の方々にも有意義なはずです。

というわけで、COVID-19パンデミックとの関係でも本書は様々な人たちに意味があると予想しつつ期待しています。ただ、COVID-19に関して本文で言及するのはさすがに冗長になるので、なるべく避けますね（たまに触れてますけど）。

もっとも、コロナウイルス類による感染症は人類の「宿命」みたいなものですし、こうした感染症は（他の身体的疾患も）本書の後半で強調している「普通の生活（食を含む）」で（無意識にも）十分に対応できますから、やっぱり本文を普通に読んで下さい。

老いは脳科学的に素晴らしい
年をとるほど実力は伸びる

まえがき

○老いることは素晴らしいのです　1
○新型コロナウイルスはかなりアブナイが、高齢者には利点も　3
○ワクチン接種は認知症予防に有効か!?　5

第1章・自分は若いと思い込むべし

老いるほど伸びる人間の実力　16
○記憶力を高める魔法の言葉とは？　18
○優れた政治家・経営者には高齢者が多い!?　21
○世の中にうまく適応する能力こそ知能　24

○パイロットの定年は70歳まで延長すべし　27
○建設的な批判をむしろ喜ぶ　30
高齢者差別はアブナイ　33
○「ゲームをする」とき女子の成績は上がる　35
○高齢ドライバーは本当に運転が下手なのか？　38
○見かけの年齢があなたの脳年齢　42
○森発言はどこまで老害なのか？　44
○女性の話は実のところ長いのか？　47
○女性比率を目標化する科学的根拠は？　49

第2章・人間には長生きする、深い意味がある

生殖期が終われば、生物は死ぬべきか？　54
○子育てに求められる祖母の知恵　56

○高齢女性には役割がある――結晶性知能と祖母効果　58
○子供の数は寿命に関係するか？　62

祖父効果はあるのか　66

○一夫多妻の男性は12％長生きする　70
○知能と年収は高い方が結婚できる　73
○なぜ金持ちは愛人を作るのか？　76
○一夫多妻は女性に有利!?　79

中高齢者の基本的な役割は何か？　83

○「英雄」も長老効果から生まれる　86
○長老もリーダーも民主選が主流　90
○リーダーには（男女を問わず）なるべくしてなる　93

第3章・誰もが幸福長寿になれる？

認知症は老化ではない 98

○知能が高いほど健康になる 99
○中年で幸福感は最低になる 101
○長生き効果でハッピーに 105
○幸福感の源は「家族」なのか？ 109
○既婚者の自殺率は未婚者より60～70％も低い 111
○人のつながりを大切に!? 115
○人類の進化とボランティア 119

「狩猟採集的な生活」は脳にいい？ 125

○座ってもすぐに立てるか 128
○ウォーキングは記憶力も向上させる 132
○狩猟と脳と酸素の関係 135
○緑環境と森林浴 139

○フィトンチッドの癒し効果　141
○骨を強くするビタミンD　143
○脳の活動にも太陽光がいい　145
○緑の中で読書する　146
○オフィスを観葉植物で満たす　149
○緑環境が普通にある日本はスゴイ　151

第4章・強い脳をつくるには何をどう食べるか

○地中海式ダイエット＋ダッシュ食＝マインド食　154
○非進化的な西洋食より地中海食　158
○日本食を定義すると　162
○ごはん、キノコと漬物——免疫力がUPする　166
○海藻——肥満を予防する　170
○大豆——抗がん作用に注目　174

○魚——脳機能を維持・向上させる　176
○サプリメントにはくれぐれもご用心　179
○ポリフェノールはスーパーサプリメント　182
○緑茶を1日3杯以上飲む　184
○紅茶・コーヒーの認知症予防効果は？　188
○「食べたいものを食べる」でいいのです　191
○脳が健康ならダイエットも成功　195
○肥満の人の脳は小さい　197
○チョコレートは知的能力を向上させる　199

あとがき

○好奇心なくして幸福長寿なし　204
○好奇心とは記憶力なり!?　206
○脳の若返りは可能です　209
○65歳からの義務教育を提案します　213

装幀　石川直美（カメガイ デザイン オフィス）
装画　hisa_nishiyama/shutterstock.com
Sudowoodo/shutterstock.com
DTP　美創

第1章 ○ 自分は若いと思い込むべし

老いるほど伸びる人間の実力

高齢になるほど「実力」は伸びることは、先述のように、少なくとも脳科学では常識ですが、そのことを話す前に、質問があります。

「高齢者は記憶力が低い」

これは正しいでしょうか？　一般の方々は、おそらく、「正しい」と答えると思います。

では、最新脳科学では？　この文脈であえて質問するくらいですから、「間違い」と答えると思われるかもしれません。自称脳科学者（あるいは似非《えせ》脳科学者）にしても、おそらく「間違い」と言うと思います。

しかし、まともな脳科学者なら、「記憶力の定義は？」と、まず問います。「記憶力」と一言で言っても色々な要素があるので、どのような記憶力なのか明示してくれないと答えようがないからです。

例えば、「ほら、**俳優とかの名前がなかなか出てこない**、っていうあれですよ」というなら「想起」ですし、「新しい名前が覚えられないでしょう」なら「記銘」です。「さっき覚えたことをすぐに忘れるようになってきたんですよぉ」なら「中期記憶かワーキングメモリ」で、「手習いを始めたのに、なかなか身に付かない。まいったもんだ」なら「潜在記憶の形成」になります。

あ、ちょっと待って下さい（ここまで読んで本書を閉じるのは、という意味です）。

本書は専門書ではないので、専門的な言葉や話はなるべく避けますから、今の言葉遣い（想起、記銘、ワーキングメモリ、潜在記憶など）で、イヤにならないで下さい。

何が言いたいかというと、脳科学は（他の自然科学でも）定義や意味、ロジック（論理）をとても気にする（と言うか、重視する）んです。

自然科学者たち（少なくともその一部）があこがれているのは数学です。数学には明確な公理があって、公理から定理が導かれ、定理から公式が出てきて……と、非常に論理的で美しいからです。その数学では一連の論理過程で論理が少しでも破たんしたら、間違った答えが出てきます。

それと同じで、自然科学でも前提や意味を間違ったり、論理が破たんしたりすると間違った答えになってしまいます。

本書でも私自身はそうしたことを意識していますが、読者の皆さんには、そんなことはドーデモイイです。定義もあまり気にしなくて結構です。ただ、一見簡単かつ単純な話にしても、私自身はそうした**科学的な態度・思考をもちながら書いている**、と思って下さい。

つまり、本書は「科学的な話」だということです（ハナからそう言えばいいのに、くどくて申し訳ありません――科学者のメンタリティ・態度を多少知ってほしくて書いたんです）。

○記憶力を高める魔法の言葉とは？

で、さっきの「記憶力」の話に戻りますが、記憶を最初にあえて問題にしたのは、記憶は「実力」の基本中の基本、根底だからです。

端的に、語彙《ごい》や知識（という記憶）がなければ、何も理解できませんし、思考もできません。経験（という記憶）がなければ、仕事はもちろんのこと日常生活を送ることも不可能です。自分の連続的意識（今の自分はさっきの自分と連続している、といった意識）も消えてしまいます。

記憶はもちろん脳が作ります。脳は記憶を形成し続けている臓器、いわば「記憶器」と言っても過言ではありません。

それほど重要な記憶に関する能力（記憶力）は、高齢者では低いのでしょうか？　それとも高い？　若者と変わらない？　実際のところ、どうなんでしょう？

まず、**記憶（知識と経験）の量は高齢になればなるほど増える**のが普通なので、その意味では高齢者の記憶力は優れています——70～80歳以降でも記憶に関係する脳領域で神経細胞は（若者と同じように）増えることも実証されているくらいです。

ただ、同じ理由（多量の記憶）のせいで、思い出すことは難しくなります。その意味での記憶力（想起）は低下します。例えば、俳優の名前にしても、高齢者は若者に比べたらたくさん覚えていますから、えーと、なんていう名前だっけ……と、なります。ちなみに、「えーと」は、記憶を引き出そうとするときに無意識に出る声です。

記憶が豊富なために、特に**あまり意味がないような記憶は思い出しにくい**ですが、その一方で、意味があって重要な記憶は高齢者でも引き出しやすいので、そうした記憶を引き出す力は当然ながら若者と大差ありません。

何かを新たに覚える能力（記銘）も、若者と比較して大差ないです。ただ、これは「高齢者なので記憶力が低い」とは思っていない、ということが条件になります。

こんな実験があります（研究論文での実験内容を書くと専門的で複雑になるので、内容は日常的なものに変えていますが、本質は同じです）。

「これから記憶力のテストをします。今から列挙するモノを覚えて、ここのコンビニでそれらのモノをできるだけ多く買ってきて下さい」と依頼すると、若者たち（25歳頃）に比べて高齢者たち（65歳頃）が買ってきたモノはかなり少ないです。買うべきモノを覚える力と覚え続ける力が低いせいです――少なくとも、実験に参加した高齢者たちはそう思います。

ところが、「魔法の言葉」を聞いてから同じことをしてもらうと、買ってきたモノの数は若者と大差なくなります。つまり、高齢者の記憶力はさほど劣っていないことになります。たった一言で、です。まさに「魔法」です。

では、その魔法の言葉（専門的には「正のプライミング」と言います）とは何かと言えば、この場合だと「性格テスト」です。

「これから『性格テスト』をします。今から列挙するモノを覚えて、ここのコンビニでそれらのモノをできるだけ多く買ってきて下さい」。こういう言い方をして実験をすると、高齢者たちが買ってきたモノの数は若者たちよりやや少ないか、あるいは、同じくらいになる、というワケです。

なぜでしょう？　賢明な読者諸兄姉には既に分かったと思います。そう、「高齢者は記憶力が低い」という思い込みのせいです。

「記憶力のテスト」と言われると、「自分は高齢者だから……」と思ってしまって、**実力が発揮できなくなってしまう**んです。一方、「性格テスト」なら記憶力とは無関係なので、「高齢者は記憶力が低い」という思い込みとは無縁のテストになります。そうすると本来の実力が発揮できて、若者と大差なくなる次第です。

○優れた政治家・経営者には高齢者が多い!?

こうした「広く共有された思い込み」を「ステレオタイプ思考」と言います。「高齢者は記憶力が低い」は、その一例です。その他、たくさんありますが、分かりやすいのは「血液型」でしょう。

歴史的には「血液型と性格」が古典的で、今も根強く残っています。「A型だから○○という性格で……」とか「O型は□□で……」といった感じです。履歴書に血液型を書かせて採用の参考にする企業もあった（今もある？）くらいです。

血液型に関する科学的諸研究は相当に面白いので、ついあれこれ話したくなりますが、性格との関係だけを言えば、血液型と性格は無関係というのが定説です。その無関係性を大規模な調査によって証明した研究の要旨は２０１４年にかなり広く報道されました。

ところが、血液型と性格に関するステレオタイプ思考は今もあるようです。しかも、日本から「輸出」する形で、欧米でも「血液型と性格」がそれなりに広まっています。「血液型別ダイエット法」などの変形バージョンも出てくる始末です。

と、言いつつ、実は、**血液型は性格と多少関係がある**というのが、より最近の科学的な話なんです。血液型に関する従来のステレオタイプ思考は間違いですが、血液型は性格と関係しないというのも間違いで、「血液型は性格と多少なりとも関係する」ということが現段階での科学的結論です。要するに、ステレオタイプ思考は問題ですが、それを否定する学問的な話にしてもいい加減なものがあるということです。

ちなみに、まえがきで触れたCOVID-19の感染率や重症化率はO型で最も少ない、という報告がいくつかあって多少なりともステレオタイプ思考化してますが、反論もあって、いまだ定説になっていません。

一方、脳科学では血液型に関する諸研究で信頼性が高いデータがかなり得られていて、その一部は今では常識化しています。しかし、それらは一般の方々にはおそらく非常識だと思います——ここではあえて詳述しませんが、例えば、血液型は脳構造や知的能力、痛み感覚、記憶、さらには認知症などと関係するといった「常識」です。

同様に、「老いることは素晴らしい」という脳科学的常識は、非常識かもしれません。

しかし、記憶力に限っても（というか、最重要かつ根底的能力としての記憶力に関して）、老いるほど実力が上がるのは、これまでの話からも明らかなはずです。

高齢者は豊富な記憶（知識と経験）をもっていて、その中から**意味のある重要な記憶を引き出す能力**は衰えていません。しかも（高齢者は記憶力が低い、というステレオタイプ思考がなければ）何かを新しく覚える能力も、さほど衰えていません（覚えるための時間が多少長くなる程度です）。

記憶に関して高齢者が特に優れているのは、豊富な記憶（知識と経験）をもっているということです。それらを状況に応じてうまく引き出しながら活用する能力は、高齢者ならではのものです。

そのため、例えば、優れた政治家には高齢者が多いんです。経営者でもそうで、経団連の歴代の会長にしても、みな高齢です。

ちなみに、何でも疑う、とか、何でも疑問に思う、というのも科学者の性なので、なぜ優れた政治家や経営者に高齢者が多いのか？　という疑問も当然抱きます。ただ、この疑問への答えはすぐに分かるので、科学的には面白くないですが……。

若者が「若造」なのは、記憶としての経験が少ないせいです。知識にしても**若者は机上で学んだ知識がほとんど**です。そんな若者に政治や経営を任せていては国も企業も危うくなってしまいます。

○世の中にうまく適応する能力こそ知能

ここで、あえて専門的な言葉を使うと、高齢者は概して「結晶性知能」が高いのです。「結晶性」というのは、多くの記憶（知識と経験）が結晶のように規則的に集まって輝きながら大きくなってゆく、といった意味・ニュアンスに由来します。つまり、多様な記憶（知識・経験）を活用して適切な判断や決断を導く能力が「結晶性知能」です。記憶は加齢と共に通常は増えますから、より高齢なほど結晶性知能が（豊富な記憶がまさに結晶化しつつ）概して高くなるのは当然のことです。

結晶性知能は、本書でのいわば「キーワード」ないし「基軸」で、これからする話でもかなり出てくるので、少し補足しておきます。

定義は今述べた通りで、いわゆる「経験値（経験知）」と似ていますが、イコールではありません。「物知り」とも違います。雑学をたくさん知っていても、結晶性知能が高いとは限りません。

結晶性知能の第一義的な特徴は「適応力」にあります。知能とは、そもそも、適応力のことで、**社会環境を含む環境に適応する能力**が「知能」です。

適応力としての知能にも色々あります。結晶性知能は、記憶（知識と経験）を活用して、環境にうまく適応する能力のことです。逆に言えば、それなりの記憶を適切に活用しないとうまく適応できないような環境や状況で働くのが結晶性知能です。

従って、記憶の豊富さとその活用力が、高い結晶性知能の要《かなめ》になります。そして、豊富な記憶による高度な判断力や決断力のみならず、豊かな記憶に基づく統率力・指導力も、高い結晶性知能に当然ながら含まれます。また、平時での判断や決断でも結晶性知能が使われますが、特に未曽有の**危機的状況における適応では高い結晶性知能は必須**です。

ちょっと抽象的になってきたので、具体的な例として、先述したCOVID-19を挙げてみます。

この未曽有のパンデミックに高齢者ほどうまく対応できていることが諸研究で分かっていますが、それはなぜか？　といえば、まずは、感染症を含めた各種疾患に関する知識と経験が豊富だからです。ワクチンやその副反応などに関してもそうです。

そして、そうした豊富な記憶（知識と経験）をうまく活用することで、つまり、高い結晶性知能を働かせることで、高齢者たちは中年や若者たちに比べて、この状況を適切に理解しつつ賢明かつ適応的に対処できてきたんです。そのため、「高齢者の知恵はこのパンデミックの緩衝役を担っている」といった趣旨の論文も２０２１年に米国で出ています

（その「知恵」とは、高い結晶性知能とほぼ同じです）。

COVID-19パンデミック中での経済的営為でも同様で、**財政的な不安は若い人ほど高く、高齢者では低い**というデータがあります。また、結晶性知能が高い中高齢者たちがCOVID-19に関して社会的・政治的にそれなりに統率的に活躍してきたことも（感情的な批判などが多かったとはいえ、フェアに見れば）ほぼ明らかです。

こうしたことは「未曽有の危機的状況では高い結晶性知能が重要」という理論通りです。COVID-19パンデミックの経済的側面と多少関係しますが、現代社会に適応するために重要な経済的営為（経済的決断や財政管理など）と結晶性知能との関係に関する調査研究もかなりあるので、そういった研究データも多少挙げておきますね。

高齢者は、いわゆる「振り込め詐欺（オレオレ詐欺や架空請求詐欺など）」の被害に遭いやすいので、経済的営為が若者より劣る、と思われがちかもしれません。

そのような特殊詐欺の被害者は高齢者に比較的多いことは事実ですが、だからといって高齢者の全てで経済的決断力が衰えているとは限りません。成功している投資家には高齢者もかなりいますし、投資家ではなくても資産をうまく（適応的に）運用している高齢者は多いです。とはいえ、高齢者の経済的決断や財政管理などの経済的営為に一抹の不安を覚える人もいます。

では実際のところどうなんだ？　といった問題意識で、（1）時間割引（現在よりも将来のより多い利益を重視する忍耐力）、（2）損失回避（損失を恐れて合理的な利益機会を回避してしまう傾向）、（3）金融リテラシー（金融情報の理解と意思決定）、そして、（4）負債リテラシー（債務契約や金利の理解と意思決定）などを「経済的決断力」の指標として、若者（18〜29歳）と高齢者（60〜82歳）で比較調査したという調査研究が米国であります。その結果は、これらの指標の全てで**高齢者の方が好成績で経済的決断力が高かった**、というものでした。

適切な経済的決断という「適応的決断」のためにはそれなりの経済的記憶（知識・経験）が必須です。高齢者ほどそうした記憶が豊富で結晶性知能が高いので、より優れた経済的決断力を高齢者はもっているんです。そのため、重要な経済的決定を下す際には高齢者のもつ高い結晶性知能を重視した方がいい、という主張もなされています。

○パイロットの定年は70歳まで延長すべし

高い結晶性知能には豊かな記憶（知識と経験）が必要ですが、こうしたことをやはり経済的営為との関係で調べた研究が米国でいくつかあります。米国では経済政策上、かなり複雑で高度な経済的営為が高齢者でも必須なため、この種の調査研究が比較的多いようですが、一つとして、「財政管理力」を幅広い年齢層（18〜86歳）で調べた研究があります。その研究でもやはり、高齢者ほど概して結晶性知能が高いので財政管理力は優れている、という結果でした。

この調査では財政的な知識・経験の程度も調べていて、同様の年齢の高齢者でもそうした知識・経験が少ないと財政管理力は低いというデータが得られています。高い結晶性知能には、やはり、豊富な記憶（知識と経験）が必須だということですね。

経済的営為は仕事とも深く関係するので、仕事でも結晶性知能が重要なことは明らかですが、「本当にそうか?」と疑問に思うのが科学者の性ですから、そうした研究もかなりなされています。一例として、**素早い情報処理や迅速かつ的確な判断**などが必要とされる「航空管制官」に関する研究がカナダであります。

情報処理速度などはさすがに加齢で遅くなりますから、そういった素早い処理・判断が必須な航空管制官の定年は、米国の連邦航空局では56歳（早い！）に設定されています。

しかし、本当にそんなに早い定年でいいのか（カナダでは65歳なのに）という問題意識で、航空管制官の諸課題を模したテストを行ったところ、高齢の管制官（53〜64歳）は若年の管制官（20〜27歳）と同等の能力をもつことが分かりました。高齢の管制官は長年の経験と知識の蓄積のおかげで非常に良い仕事をすることができる、と結論しています。

結晶性知能は、やはり、こうした仕事でも重要なんです。当該論文でも、結晶性知能を踏まえて「高齢の熟練労働者の社会的意義と定年の延長化」を強調・提言しています。「航空」つながりで、そして、おそらくもっと分かりやすい研究をもう一つ挙げておきます。米国の航空業界でのパイロットを対象とした研究です。これは研究的にもかなり有名ですが、今述べた航空管制官のように「定年」という現実的な事案に関わっていた点でも有名です。「商用航空会社のパイロットの定年を（現行の60歳から）延長すべきか？」という事案ですね。

結晶性知能は高齢になるほど概して向上する、という科学的理論というか「常識」があるとしても、事案はパイロットです。パイロットには高度な結晶性知能が必須なことは自明ですから、定年を延長しても問題ないはずです。それどころか、高齢のパイロットほど優れたフライト能力を発揮することが予測できます。しかし、この予測通りにならなかったら（そして事故でも起こしたら）大変なことです。

そこで、この調査研究では「新規のフライトシミュレーター」を使って、フライト能力を訓練しつつテストしました。被験者は40歳から69歳までの約１２０人の非商用航空会社のパイロットで、３年間にわたって毎年テストしたところ、**フライト能力（特に衝突回避の精度）は高齢のパイロットの方が3年の間に良好な成績**を収め、若いパイロットよりも成績はむしろ向上したという結果でした――新規のフライトシミュレーターでも高い結晶性知能を使うことでこうした向上が起こったわけです。そして「高齢者の熟練した認知能力・フライト能力には、過去の経験や専門的な知識が有利に働く」と結論しています。まさに、高い結晶性知能のなせる業《わざ》ですね。

商用航空会社的には定年を70歳（早くとも65歳）ほどに延長しても問題ない、いや、むしろ延長した方がいい、ということです。そして、パイロットや先述の航空管制官に限らず、高度な結晶性知能が要求される職種に関しては同様の主張が科学的には提唱されています。

○建設的な批判をむしろ喜ぶ

結晶性知能は、その定義・本質に照らして、本来なら老いるほど向上します。ただ、この知能を向上させるためには、漫然としていてはダメで、知識と経験を増やすことが前提になりますし、**不適切・非適応的で古い知識などは修正する必要**もあります。学び直しは必須です。高齢者なら必ず結晶性知能が高いとは限らない、ということですね。

一般論として、古参で高齢のリーダー（政治家や経営者など）は概して結晶性知能が高い、と言えます。でなければ、長い間リーダーを続けることなどできません。当初は「若造」でも、リーダーやその部下・側近として活動する過程で結晶性知能は向上し続け、高齢になるにつれてより優れたリーダーになってゆくんです。

ちなみに、政治家はよく批判されますが、批判する側の結晶性知能が高くないと建設的な議論はできなくなります。

感情から思考が出てくるので、「嫌い」という感情があると、「ダメなものはダメ」「お前が言うな」とか「ともあれ謝罪しろ」「これでは国交断絶しかない」といった**意味不明な感情論や短絡的判断**が出てきてしまいます。あるいは「ポエム」と揶揄《やゆ》されるような浅薄な思考……。感情論や短絡思考、あるいはポエム思考は、高い結晶性知能に基づく高度な思考とは大きくかけ離れています。

そういう観点（結晶性知能の重要性）から政治家などを見ていると面白いと思います（コメンテーターや評論家などの言説も）。

ついでに、自分自身が建設的な批判を心がけていると、自らの結晶性知能の高低がある程度分かりますし、そういった批判で結晶性知能が向上するので、一石二鳥です（軽度認知症の改善法として批判法という方法があるくらいです）。是非とも建設的な批判をするよう心がけて下さい（ただ、ＴＶやＰＣ・スマホなどの前であーだこーだと声を出して批判していると、家人などから顰蹙《ひんしゅく》を買うことがあるので、その点は注意）。

本書も、もちろん、批判して構いません。「老いるほど実力を発揮できる」という言説に関しても、どうぞ批判して下さい。

ただ、批判する読者が高齢者で、かつ、その批判が建設的なら、この言説の核心を逆説的に証明したことになるんです——**老いても実力を発揮できる**という核心です。

かくして、「老いるほど（老いても）実力を発揮できる」というのは明らかなので、今後はこのことを「常識」として下さい。

高齢者差別はアブナイ

「高齢者は記憶力が低い」というステレオタイプ思考（広く共有された思い込み）によって、本当はさほど低下していないのに、記憶力が日常的かつ無意識にも低下してしまうことがあるのは問題です。それどころか、多様な記憶（知識と経験）に基づく結晶性知能は高齢になればなるほど概して向上するんです。記憶に関係する脳領域で神経細胞も若者と同じように増えますし。

　では、どうしてステレオタイプ思考をもつのでしょう？　何でも疑問に思うのが科学者の性の一つなので、やはり気になります。しかし、この疑問の答えはすぐに出てくるので、私的にはツマラナイです。

　脳の省エネ・効率化と安定・安心のため、です。

　脳には全血液の20％ほども巡っています。毎分およそ８００ccです。脳の重さは１・３kgほどで（個人差あり）、体重の２％ほどしかありません。それなのに20％も巡っている！　なんで？　脳はいつも働いているせいです。寝ているときだって働いています。働くにはエネルギーが必要で、主な**エネルギー源は酸素とブドウ糖**（飢餓状態などではケトン体）

です。

しかも、**脳は新しい物事が好き**です。脳進化の大きな駆動力は、新しい物事や環境にうまく適応することにあったからです。脳の個体発生的な（人生における）発達の駆動力も同様です。

なので、例えば、毎朝、新聞を読んだり、スマホなどの電子機器でニュースをチェックしたりするんです――「新聞」も「ニュース」もいいネーミングですね、新しさを強調しているので。

ただ、朝に雑多なニュースを読んでいると脳は疲れてしまい、その後の肝心な仕事がうまくできなくなるので、要注意です。

朝しばらく（通勤時などに）ボーッとすれば良い、とも言えなくて、ボーッとしていても脳はあれこれ考えています。そんな「彷徨《さまよ》う心」は人を不幸にするんです。瞑想がベターですが、通勤電車の中には吊広告に新しくて扇情的な文言や写真があるので、瞑想どころではないですよね。主婦や主夫の方だって、瞑想よりもワイドショーでしょう。おっと、これも（主婦・主夫という）ステレオタイプ思考の一種です。

脳は新し物好きのせいで、一度知って固定した（信じて古くなった）知識は、そのままにしておきたいのです。そんな固定された知識を改めて疑い出したり再チェックしたりするのは面倒ですし、脳エネルギーの無駄遣いです。古くて固定的な知識はそのままにしておいて、新しい物事に脳は対応したい。つまり、省エネ・効率化です。

それと安定・安心。不安は脳や健康に相当に悪影響で、不安が続くと脳の一部が萎縮する（小さくなる）ほどですし、遺伝子まで変化してしまいます。そんな遺伝子変異が生殖細胞（精子や卵子）に起きたら、生まれてくる子供に異常が起きかねません（動物実験での実証研究あり）。

なので、特に自分の価値観や信念に反するような情報はなるべく排除して、既存の知識や信念に固執することになります。そうすれば、脳は安定しますから。それに、**友人・仲間同士で固定した同じ知識を共有**していれば、省エネできて、かつ、安心できますよね。

こうした理由が重なってステレオタイプ思考が形成される次第です。なので、ステレオタイプ思考自体は悪いわけではなく、むしろ、有益なことが多いです。脳の省エネ・効率化と安定・安心に適うわけですから。

○「ゲームをする」とき女子の成績は上がる

とはいえ、ステレオタイプ思考はややもすると偏見や差別につながる危険性をはらんでいます。特に、間違ったステレオタイプ思考が問題です。

研究が比較的進んでいて、かつ、根強い例は、民族差や男女差に関するステレオタイプ思考です。

あ、言い忘れていました。自然科学系の科学者は「科学は人類の幸福と発展のためにある」という思いが強いので（本当はあくなき好奇心が科学者の原動力ですが、こうした思いが根底にあることは科学者のいわば「前提」です）、事実上の世界共通語である英語の論文しか論文とみなしません。もちろん、国際査読制科学誌に掲載された論文（査読された英語論文）です。そのため、脳科学者の場合、脳科学の先進国である欧米の論文を読むことが多く、これからする話も主に欧米での研究です。

欧米、特に米国は多民族国家ということもあって、**民族差に関するステレオタイプ思考**がかなりあります。ただ、民族差の話はかなり微妙なので、ここでは（本書の内容とも関係する、ということもあって）男女差に関する話をしますね。

男女差に関しても色々ありますが、欧米で目立つのは「女子は知能が低い」とか「女子は理系（ＳＴＥＭ）に弱い」というもので、これらの思い込みは無意識にもかなり広く共有されています。つまり、ステレオタイプ思考化しています（そんなことはない！　と否定していても無意識に抱いている、という研究あり）。ちなみに、ＳＴＥＭは、Science, Technology, Engineering and Mathematics の略称で、科学、技術、工学、そして数学の理系諸科目のことです。

これらはどちらもトンデモナイ思い込み・偏見ですから、「高齢者は記憶力が低い」というステレオタイプ思考と同様の研究が行われています（実際の諸研究での実験はかなり複雑なので、例によって簡略化して述べます）。

「知能」に関しては、まず「知能テストをする」と明示してから知能テストをします。すると、女子たちの平均値は男子たちよりも低くなります。しかし、「ゲームをする」と言ってから同じ知能テストをすると、差はなくなります（ゲームは男女差とは無関係だと思うせいで）。つまり、**本当の実力としての知能は男女で同じくらい**なんです。

「理系」に関しても、同じように「理系のテストをする」と言ってから、理系テストをすると女子学生の成績は男子よりも悪くなります。ところが、やはり「ゲームをする」と言えば、テスト成績の男女差はほぼなくなります。それどころか、女子の成績の方が良くなるほどです。

「STEMは理系科目とはいえ、色々な科目があるのでそうかもしれないが、数学は別だろう？」という疑問（反論？）があるかもしれません。「女子は数学に弱い」というステレオタイプ思考があるようなので。

しかし、もちろん、数学に限っても、ステレオタイプ思考を排すれば、テスト成績の平均値に男女差はありません。むしろ、女子の平均的成績の方が高くなるくらいです。

端的に、男女平等が進んでいて、「女子は数学に弱い」というステレオタイプ思考が国民的に希薄な北欧諸国などでは、男子よりも女子の方が数学の国際テストの平均的成績は高いです（この種の解析が進んでいるのは、かなり古いですが２０１２年の国際比較なので、ここではそのデータを基に述べています）。

こういう国は珍しくて、北欧諸国以外のほぼ全ての国で、数学のテストの成績は男子の方が高いです。それほど、このステレオタイプ思考は国際的に根強い、ということですね。

○高齢ドライバーは本当に運転が下手なのか？

かくのごとく、**ステレオタイプ思考は厄介で、偏見につながる**ことがあります。その偏見のせいで、本当の能力が発揮できなくなり、そのため、ますますその偏見が強化されてしまう、という悪循環に陥りかねません。

「高齢者は記憶力が低い」と思い込んでいると、実際に記憶力が低くなり、そうすると「やはり自分は高齢者なんだ」と思い……、という負のスパイラルに入り込んでしまいます。

高齢者に関するステレオタイプ思考にはその他にもいくつかありますが、卑近な例を一つ挙げると、「高齢者はクルマの運転が下手」というものがあります（少なくとも米国ではそのようです）。そうしたステレオタイプ思考をもっている高齢者は「運転シミュレーター」での運転が実際に下手ですが、そう思わないようにすると（高い結晶性知能をうまく使うせいもあって）むしろ安全な運転をして事故も少ないという実験が米国であります。

なので「高齢者はクルマの運転が下手」というステレオタイプ思考をなくせば、高齢者の事故率は（元々それほど高いワケではないんですが）さらに下がるだろうと結論しています——逆に言えば、高齢者がこのようなステレオタイプ思考をもつことで事故率がより高くなる可能性があるわけです。

それに、**高齢者が運転をやめると、健康状態や脳機能が悪化する**ことが実証されていますから、その点でも、この種のステレオタイプ思考は多少なりとも弊害があると言えます（ただし、ステレオタイプ思考を排しても運転が下手な場合は、もちろん、止めた方が無難でしょう）。

ステレオタイプ思考は、「広く共有されている思い込み」です。これはやや曖昧《あいまい》な定義ですし（広く共有？）、「思い込み」がその中心なので、単に「思い込み」と言った方がいいかもしれません。

そして、広く共有されていなくても、思い込みはときに命や健康などにも深く関わります。

有名なのは、「末期の肝臓がん」と間違って診断され、余命数か月と宣告されてしまった患者の事例です。その人は実際には肝臓がんではなかったんですが（誤診ですね）、宣告後に「余命」を待たずに死去しました。

「自分はがんで死ぬ」と思い込んだせいで心身共に急速に悪化し、がんではなかったのに数か月で亡くなってしまったわけです（にわかには信じにくい事例かもしれませんが、もちろんフェイクなどではなく、２００５年出版の総説に記載されています）。

医療関係でのもっと一般的で広い問題に関する研究もあります。例えば、治療や薬の「副作用」を患者に正直に説明すると、その**副作用へのネガティブな思い込みのせいで健康を害する**可能性が高くなることが報告されています。そして、インフォームド・コンセント（説明義務）とのジレンマが危惧されています。

また、メディア等で「〇〇で健康が害される」と繰り返し報道されると、その〇〇の有害性は科学的にはないにもかかわらず、ネガティブな思い込みのせいで〇〇によって実際に健康が害される、という実験もあります。そして、「健康上の危険性をメディアでセンセーショナルに報道することは、その危険性に科学的根拠がない場合でさえ多くの人たちの健康に重大な影響を与える可能性がある」と警告しています。例のCOVID-19でも、連日のようにＴＶやネットなどのマスコミが「危なさ」をセンセーショナルに報道したら、ネガティブな思い込みが大人数に期せずして作られてしまい、同様のことが起こりかねないと私的には危惧していました――こうしたことは、不安感との関係でまえがきでも多少触れましたが。

思い込みに関する諸研究は欧米では最近でもかなりあって、例えば、「ストレスは健康を害する」と思い込んでいる人たちは、ストレスで病気になりやすく、病による致死率も高いことが分かっています。ストレスで死ぬと思い込んでいる人たちに関してのみ、ストレスで実際に死に至る可能性が高い、ということですね。

一方、**ストレスで死ぬなんて思っていない人たち**では、そんなことはないですし、「適度なストレスは心身の健康にいい」と（ステレオタイプ思考的とはいえ、科学的には正しく）思っている人たちは、むしろ健康長寿になるほどです。

今述べたことと関係しますが、ステレオタイプ思考・思い込みにはプラスの側面があって、例えば、数学のテストで「自分は女子だから」と思っていると思い込みのマイナス効果のせいで数学の成績は悪くなります。ところが、同じ女子が「自分は東アジア人」と思うと、「東アジア人は数学が得意」という思い込みのせいで成績は上がる、という実験があります。脳機能に限っても「プラスになる思い込み」があるということです。

○見かけの年齢があなたの脳年齢

脳の老化でも同様です。「老けると脳は衰える一方」と思い込んでいるとダメですが、「自分は若い」と思い込めばプラスの効果が期待できます。

「あーあ、人の名前がすぐに出てこない。自分も老けたなぁ」と思っていると、脳が実際に老けることを知っていますか？　「老けたなぁ」とか「もう年だから」と思っていると脳も老ける、というのが脳科学での常識です。

なので、自分が実際の年齢（暦年齢）よりも老けていると思っている人は、脳年齢も老けています。例えば、暦年齢は60歳なのに「自分は70歳くらいかなぁ」と思っている人の脳年齢は70歳くらいです。逆に、70歳なのに「あら、まだ60歳くらいかしら」なんて答える人の脳年齢は60歳くらいです。

もちろん、こうしたことには、きちんとした研究があって、**脳の構造的年齢は主観年齢とほぼ同じ**、というのがその研究結果です。

本書で重視している結晶性知能は老いるほど概して高くなるので、「結晶性知能の年齢」は高いほどいいのですが、今述べた研究は脳構造の年齢に関するものです。

脳の構造もちょうど皮膚と同じように高齢になれば老けます。その年齢変化は脳の領域によって異なるので話はややこしくなってしまいますから、ざっくり言えば、**脳構造は中年期（特に40〜45歳頃）が最良**です。

ところが、その後の老け方に個人差がかなり出てきて、例えば80歳を過ぎても50歳頃（！）のレベルを維持できる人もいれば、中年期以降に急速に悪化（老化）する人もいます。その「脳構造の年齢的良し悪しの程度」が主観年齢とほぼ同じ、というわけです。

なんか、難しい話になってきましたが、要は「自分は若い」と思い込んでいればいいんです。プラスになる思い込みを利用する、という方法ですね。

ただ、思い込む年齢を20代などの若すぎる年齢に設定すると「妄想」に近くなりかねませんし、気分や状況によって望む若さの程度は変わりますが、いい手があります。ヘルスメーターです。「体内年齢」が出るものです。

体内年齢の測定法はメーカーによって違いがありますが、それなりに信用できます。というか、信用すればいいんです。大抵は暦年齢よりも若い値が出るからです（私の場合なら、暦年齢より15歳ほど若い値です——メーカーさん、モリ過ぎでしょう）。

見かけの年齢が脳年齢・生物学的年齢と同じくらい、という研究もあるので、誰かに見かけの年齢を聞くのもいいかもしれません（もちろん、メークなし、で）。ただ、表情その他によって見かけの年齢は変わってきますし（笑うと目元の皺《しわ》のせいで数歳老けて見える）、お世辞を言う人もいるので、やはり、ヘルスメーターがいいでしょう。

ヘルスメーターが信用できないなら（あるいは、実年齢よりも高い値が出てしまったら）、**10～20歳程度の「若返り」を想定して思い込む**のがいいと思います。脳年齢のその程度の若返りなら比較的簡単なことが科学的に示されているからです（そうした方法論は、食生活を含めて、本書の後半で述べますね）。

○森発言はどこまで老害なのか？

ここまで読んで下さった読者の方々なら、「老化は良くない」「高齢者は記憶力や能力が低い」といったステレオタイプ思考・思い込みがマチガイで、悪影響になることは納得してもらえたと思います。例の結晶性知能は高齢になるほど概して向上しますし。

そうは言っても、この種のステレオタイプ思考・思い込みはかなり根強いので、多少補足しておきます。

実際問題として、老化や高齢者に関するネガティブな（マイナスの）ステレオタイプ思考・思い込みは、少なくとも欧米では「公衆衛生上の問題」とされるくらいに広くて根強く、脳のみならず、身体健康的にも悪影響が及ぶことが懸念されています。そうしたステレオタイプ思考のせいで、高齢者たちの健康が全体的に悪化し、寿命が大幅に縮まるとされているからです（約8年短命になるという試算あり）。病気からの回復も大きく遅れますし、「要介護」になる可能性も高まります。

なので「自分は若い、若くなる」というプラスの思い込みをもつことはやはり相当に良いのですが、やっかいなのは、本人ではなく、**周囲のステレオタイプ思考・思い込み**です。

例えば、米国での約9万人規模の調査（2014年）では、非高齢成人（18〜64歳）の約60％が「高齢者は記憶をなくす」という思い込みをもち、40〜50％が「高齢者はクルマの運転ができない」とか「高齢者は重病になる」といった思い込みをもっている、というデータが得られています。4人に一人ほど（約25％）は「高齢者は不要・負担」という思考すらもっているというデータでした。

ステレオタイプ思考は偏見や差別につながることがあると前に述べましたが、こうした思い込みはまさに偏見でしかありませんし、民族差別や男女差別と同レベルの（タチの悪い）「高齢者差別」だと少なくとも研究的にはみなされています。

日本でも、この種の高齢者差別は多少なりともあるように見えます。「老害」という言葉がネット上などで飛び交うくらいですし、何らかの要職に関して「高齢者は不適切」という意見が出てくることもあります——高齢者は概して結晶性知能が高いので、高度な判断や決断が必須な要職にむしろ適任、そうした職の定年はむしろ延長した方がいい、といった科学的理論・データと逆行しかねない高齢者差別意識ですね。

こうした文脈で、多少なりとも興味深い事例が比較的最近（２０２１年2月）に日本でありました。

科学者は科学的に問題になること以外の事象や事例には興味がない、というか、当然ながら問題にしないんですが、その事例は多少興味を引きました。高齢（当時83歳）の男性要職者が女性差別・蔑視発言をしたとみなされ、その点がクローズアップされて日本のみならず世界的に大きく広がり、結局は辞任したという事例です――東京オリンピック・パラリンピック競技大会組織委員会の森喜朗会長（当時）に関することですが、ここでは個人名などはあえて繰り返しません。

この事例は「世間的に同調される意見を共有・発信すると脳の快感系が活性化するため同調がより強まり、異論や批判は無視・排除されつつ急速に広まる」という科学的理論の典型例で、その点でも興味深かったのですが、「男性高齢者は時代遅れの女性差別意識をもっている」というステレオタイプ思考があるらしいという点でも興味をもちました。

日本の**男性高齢者は古い男女差別意識をもっている**、だからそのような発言をした、若い人や女性ならそうした差別意識は希薄、日本は欧米に比べて遅れている、といった意見が多かったようですが、こうした思考は科学的には極論でしかありません。

○女性の話は実のところ長いのか？

若い人でも、男女を問わず、そして欧米でも、男女差別を含めた差別的なステレオタイプ思考をそれなりにもっていることは、多数の調査研究で示されています。成人のみならず**幼児や子供でもやはり男女問わず男女差別意識をもつ**という研究も欧米でかなりあって、近年では「男子差別」のせいで、男子の学業成績が大幅に下がってしまうことがあることも実証されています。

なので、「若い人や女性では（あるいは欧米では）男女差別意識は希薄」というのは極論です。「男性高齢者は古い男女差別意識をもち続けている」というのも、科学的根拠と論理性が薄弱な極論です。

この事例では「高齢者は新しい状況・時代に不適当」という意見もあったようですが、これもステレオタイプ思考ないし極論です。

確かに、新しい状況に適応する能力は若い人ほど概して（平均すれば）優れていて、適応速度も比較的速いです。新しい電子機器（スマートフォンやタブレット）やSNS（ラインやインスタグラム）、あるいは新しいメディア・仕事（ユーチューブやユーチューバー）などの普及が若い世代から始まることが多い理由の一つは、そのことです。逆に言えば、新しい状況への適応力の低さが高齢者の「弱点」です。

しかし、本書で強調している結晶性知能は、この弱点を補完ないし克服する能力でもあることが実証されています。そのため、それなりに高い結晶性知能をもつ高齢者なら、新しい状況・場面や時代にうまく適応できます。

当該事例では男女差別が主な問題になっていましたが、**男女差別の縮小化・解消**はここ数十年も課題であり続けてきましたし、当該高齢者の結晶性知能は高いようなので（高い結晶性知能の指標でもある高度な指導力・政治力を評価する声もありましたし）、彼が古い男女差別意識をもち続けているとは想定しにくいです。実際、この発言全体を文章として普通に読めば、女性差別・蔑視を論理的に導くのはむしろ困難で、フェアに見れば大騒ぎするほどではなかったと言えます。

ただ、この発言は口語のせいか、曖昧かつ多義的で意味不明な箇所も多く、科学的な論評に値するものではありません。論外と言ってもいいです。それでも、少なくとも二つの要点的意識を読み取ることができます。「議論での女性の話は長い」といった女性観・意識（女性がたくさん入っている理事会は時間がかかります）と「男女比の数値目標」に関する問題意識（女性理事を4割というのは文科省がうるさくいうんですね）です――この

（　）内は具体的な発言です。

「議論での女性の話は長い」という言説は、経験論的にはともあれ、科学的にはエビデンスが希薄な女性観・意識です。諸研究では逆のデータが主要で、例えば、**決議が伴う議論の場では女性の話は男性よりも平均すれば25～40％短い**、というデータが若者を対象とした米国での研究で得られています。この差異には女性差別意識が相当に関与していて、差別意識を研究的に取り除くと男女でほぼ均等な長さになります。

従って、「議論での女性の話は長い（女性が多い理事会は時間がかかる）」というのは、むしろ、当該会議における女性差別はないか、男女逆転している（男性差別がある）ことを示唆《しさ》していることになります。そして、この発言には「長いので男性の発言と同じ長さにした方がいい」という暗示ないし含意があるとみなし得るので、男女平等をむしろ志向しているとも言えます。従って、この女性観を女性差別・蔑視と断じるにはそれなりのデータとロジックが必要です。

○女性比率を目標化する科学的根拠は？

また、ある組織での女性の比率を数値的に目標化することに関する問題意識はかなり適切で、この問題意識を論拠に女性差別・蔑視とみなす際にもやはりそれなりのデータとロジックが必要です。

男女比の数値目標に関して科学的に重要な現象ないし仮説は、男女平等パラドックスです。

男女差別が希薄な国ほど実際の職・組織での男女比が大きくなることがある、という現象・仮説は科学的にはよく知られていて、「男女平等パラドックス」と呼称しています——男女平等を促進すると社会組織での男女比が逆説的に広がり得るという現象・仮説なので、そう呼んでいます。

この逆説的広がりには能力よりも「好み」が相当に関与していて、**男女平等を促進するための数値目標設定は、男女平等をむしろ阻害しかねない**んです。端的に、数値目標を設定すると、得意とはいえ嫌な（好みではない）仕事を強要することになりかねませんし、逆に、不得意・不適任にもかかわらず好みの仕事に就く可能性も高まります。そうしたこともあって、「数値目標設定は無意味か悪影響」とか「単なる『数値ゲーム』に興じているだけの短絡思考」といった主張は以前から（２０２０年代でも）なされています。

男女平等パラドックスに関しては異論や批判もありますが、少なくとも「数値目標を設定し、実践すればいい」という思考は（政治的・社会的にはともあれ）科学的には問題含みで、賛否両論あり、科学的コンセンサスはいまだありません。そして、当該高齢者はこうした問題をそれなりに知っていたのかもしれません。

それに、あくまでも科学的な観点から言えば、女性差別に限っても、むしろ高齢者がこの問題を適切に解決できる可能性が高いです。

「そんなことはない！　高齢者は差別意識満載で、古い考えばかりで、**自己中で傲慢で、すぐにキレる**……、老害でしかない！」といったような意見があれば、それこそタチの悪いステレオタイプ思考・偏見です。高齢者差別と言ってもいいです。

高齢者が概して高い結晶性知能をもつことは繰り返し述べてきた通りです。また、高齢になるほど感情処理がうまくなり、誠実性と協調性、そして公平性が高まることが実証されています。

女性差別の低減・解消には、豊かな知識と経験を活用した高度な判断・決断が必須なのは自明です。感情論は悪影響でしかありませんし、協調性と公平性がベースになければ、女性差別の適切な解決は困難です。その他の差別でも同様です。

もちろん、個人差は相当にありますから、「高齢者なら良い」とは、もとより一般化できません。

そして、あえて言うまでもないでしょうが、今の話を含めた前記の話は「結晶性知能がそれなりに高い高齢者」に関するものです。高齢者は概して結晶性知能が高いとはいえ、低い高齢者も当然ながら存在します。そうした人物の言動は（残念ながら）「老害」とみなされても仕方がないかもしれません。

男女差別や高齢者差別との関係においても、**高い結晶性知能が重要**であることを改めて強調しておきますね。

第2章

人間には長生きする、深い意味がある

生殖期が終われば、生物は死ぬべきか？

本書は、高齢者の存在を前提にしています（読者の方々の年齢はともあれ――若い人にこそ読んでもらいたいですし）。

高齢の定義は60歳以上ないし65歳以上です（国連では60歳以上、世界保健機関〈WHO〉や厚生労働省では65歳以上）。この定義は一般的なものですが、科学や医学でも世界的に概《おおむ》ね「65歳以上」と定義しています。

65歳以上！　本来なら、これは驚くべきことです。高齢者（65歳以上）が世界的にいる、ということは、**65年以上生きることが人間の本質である**ことを意味するからです。一部の民族や地域に限られていたら、特殊事例で本質ではないとみなすのが自然科学です。

実際、現生人類の本来の（進化的な）寿命は73歳ほど、という研究データもあります。江戸時代の日本でも、60歳での平均余命はおよそ14年なので（つまり平均74歳頃まで生きた）、「現生人類の本来の寿命は約73歳」という説と合っています。

何でも疑問に思うのが、科学者の性です。その根っ子は、結局のところ、子供の頃からの好奇心にあります（疑問は好奇心と深く結びついていますから）。私にしても、子供の頃から好奇心が旺盛で、それで科学者の道を目指したんですが、「高齢者の存在」はさすがに疑問に思わずに過ごしていました。祖父母が現にいましたし。

ところが、大学院生になって「進化生物学」という学問を独学で学び始めてから、「ちょっと待ってくれ」モードになりました。

高齢者？　65歳以上？　どうして高齢者がいるんだ、おかしいだろう!?　といった感じです。これは確かに大きな問題とみなす他ありません。

人間を含めた生物の究極的（進化的）目的は「自らの遺伝子の存続・拡散」です（ざっくり言えば、自分の子孫の繁栄。より専門的には、包括適応度の増加）。

これが、生物科学のいわば「公理」で、そこから様々な定理や法則・公式、あるいは仮説などが出てきます。なので、脳科学を含めた生物科学は科学なんです。

この公理を明示して発展してきたのが進化生物学です。私の学生時代はこの学問分野の発展期に重なります（分子生物学や脳科学の発展期もちょうどその頃で、なので、独学で学ぶことが多かったです）。

その**進化生物学の公理に照らせば、高齢者はいるはずがない**、というか、存在すべきではないんです。

哺乳類のメスだと分かりやすいので、メスの話をすると、ほぼ全ての哺乳類のメスは生殖期を終えると死にます。なので、更年期や閉経も他の多くの哺乳類（例えば犬や猫）では見られません。

生殖期が終われば「自分の遺伝子の存続・拡散（自分の子孫の繁栄）」に無関係な存在になります。それでも生き続けていると、リソース（食物や生息空間などの資源）を無駄に使うことになります。リソースの無駄使いは自分の子供たちの生存と生殖活動などを阻害するので、自分の遺伝子の存続・拡散に逆行します。そのため、**生殖期が終わると死ぬ**ように進化的になっているのです。

というワケで、高齢メス（生殖期を過ぎて長生きするメス）は存在してはいけないんです。

○子育てに求められる祖母の知恵

では、同じ哺乳類でも、人間はどうでしょう?

女性の生殖期（性成熟期）は15ないし20歳から40歳頃まで、閉経年齢は平均50歳頃です。ほぼ全ての哺乳類のメスは公理通りに生殖期が終わる頃に死にます。そして人間は哺乳類です。従って、人間のメス、つまり、女性は、生殖期が終われば（40歳頃に）死ぬはずです。いや、死ぬべきです。生殖期後に多少長生きしてもいいとして、更年期や閉経なんてあってはならないことです。むろん、**閉経後に長生きする**なんていうことはあり得ません。しかし、実際はそうではありません。

これは非常におかしなことで、どうして女性は40歳頃に死なずに、更年期と閉経があるのか？　更年期は多かれ少なかれツライ時期なのに（例外はありますけど）、その時期内でも死なない。生殖が全くできなくなる閉経後（50歳頃より後）も長生きする。しかも65歳以上、つまり、閉経後15年以上も！　おかしい!!

と、まあ、興奮した私はバカでした。というのも、進化生物学者たちはもっと以前から（ただし、おそらく私と同じように多少は興奮しつつ）「おかしい！」と思っていて、この問題を「閉経後長生き問題（あるいは生殖期後長生き問題）」と名付けていました。自然科学者は数学にあこがれがあるので、フェルマーの最終定理や近年解かれたＡＢＣ予想のように「未解決問題」として扱いたかったんですね。

ただ、数学と違って、この未解決問題の理論的解はすぐに出ました。

「親になった自分の子供の育児の手伝いのため」がそれです（育児の手伝いには孫の世話も当然ながら含まれます）。ちなみに、この理論的解を最初に提唱したのは進化生物学の創始者とも言うべきジョージ・ウィリアムズで、提唱年は１９５７年です（進化生物学の淵源《えんげん》は、むろん、チャールズ・ダーウィンです）。

他にも理論的解はいくつかありましたが、私を含めて、この解が最も妥当だと思ったものです。脳科学の観点から考えても、です。

人間の子育てには本能的な営為もあるものの、知識と経験が必要です。子供を産むこと自体が大変で、**知識と経験なくして出産するのは難しい**です。育児はもっと大変で、最短でも15～20年（子供が性成熟する頃まで）育児をする必要があります。そうした長期的育児を適切に行うには豊富な知識と経験が必須です。

そして、こうした「大変」を最も適切に支えることができるのが「祖母」なんです。

○高齢女性には役割がある——結晶性知能と祖母効果

人間の祖母というのはまさに独特な存在です。

話は進化的なものですから、文字言語などがなかった時代の話です——文字言語の歴史はたかだか5000年しかないので、人類進化の長い歴史（現生人類に限っても約20万年）から見れば無視できます（というか、この種の進化的議論では無視すべき）。つまり、知識や経験を世代を超えて伝える媒体（文字やその類似ツール）がなかった、ということです。

そうした状況で、祖母が重要なのは明らかです。祖母は少なくとも1回は子供を産んで育てています。その過程で得た豊富な知識と経験が紙上などではなく脳内にあります。それらを活《い》かして、親となった自分の子供の育児の手伝いと孫の世話をすれば、祖母自身の遺伝子の存続・拡散につながります（自分の子供には、自分の2分の1の遺伝子、孫には4分の1の遺伝子が伝わっています）。

つまり、女性には**祖母として長生きする大きな意味がある**んです——これが進化生物学の公理（自分の遺伝子の存続・拡散〈自分の子孫の繁栄〉）から導かれる「定理」です。

しかも、この定理（祖母の存在意味）で重要になってくるのは、豊富な知識と経験とそれらを活かす能力、そう、「結晶性知能」です。

祖母が結晶性知能を伸ばしていなければ、その子供や孫の生存すら危うくなります。そうなれば祖母自身の遺伝子の存続・拡散も難しくなります。

逆に言えば、自らの遺伝子の存続・拡散のために、高齢になっても伸びる結晶性知能をもつようになったワケです。育児の手伝いや孫の世話をすれば、さらに知識と経験は増えますし、それらを活用する機会も増えます。そのため、結晶性知能は高齢になっても伸びるんです。

実際問題として、ネットや電子機器は当然として、文字言語がなかった時代において、祖母が高い結晶性知能をもたなかったら、親となった子供たちは誰から（何から）子育ての仕方を学べばいいのでしょう？
祖母の結晶性知能はいわば「生きた参考書」なんです。しかも、自分たちの**家族に伝わってきた秘伝満載**でバージョンアップもします。現代でも、祖母は出産・育児の手伝いや孫の世話をすることがあって（今でも、出産時に祖母が付き添うことがあるのはなぜ？　実家に帰って出産したがるのはなぜ？）、その際にはやはりそれなりの結晶性知能を使います。

高齢者は記憶力が低い、知能も低い、中年以降では脳機能は衰える一方……、こうしたステレオタイプ思考があるとしたら、それは、人類進化の観点に照らして明確な間違いです。もちろん、脳科学的に見ても間違いです。

そして、最も重要なのは、高齢者には生きる意味が進化的にある、ということです。高齢者には明確な役割があり、そのために結晶性知能を伸ばすように（進化的に）なっているからです。

かくして、進化の観点（進化生物学の公理と定理）を入れることで、高齢者の存在理由も、老いて伸びる実力（結晶性知能がその代表）の進化的形成理由も、体系的に理解できます。そして、こうした体系的理解が科学の特徴、というか、本分なんです。

そう、なぜ高齢者がいるのか？　高齢になっても実力が伸びるのはなぜか？　という疑問が、たった一つの公理から体系的に理解できるというのは、やはり（数学に似ていて）かなり美しいじゃないですか。やっぱり科学はすごい。

とはいえ、自然科学では理論的解だけでは不十分で、実証が必須です（データや実証無くして適当なことを言っても何とかなるコメンテーターや評論家とは違うんです）。しかも、この種の（進化学的な）理論的解を実証するのは、かなり大変です。人間での実験はできませんし、タイムマシンもないので遠い過去の人類社会を調べることもできません。

そのため、この未解決問題の実証には相当な時間がかかり、信頼性がかなり高い研究論文が出たのは理論的解の提唱（１９５７年）から半世紀近くもたった２００４年です（長かった……。ただ、最初の提唱者たるウィリアムズの存命中で、その点は良かったです——彼が死去したのは２０１０年）。

その研究は、「あまり文明化されていないけれども家系が追える農村社会」を対象にしたもので、２００４年に*Nature*に発表されました。*Nature*に載ったこと自体が、この実証研究の重要性を端的に示しています。進化生物学の大元となった**ダーウィンの母国、つまり、英国の科学誌**、ということもありますが（*Nature*と双璧をなす科学誌*Science*は米国）。

この研究結果の主要なポイントは、（１）祖母は、親となった自分の子供の育児の手助けと孫の世話をして自分の子供たちがより多くの孫を作ることに貢献する、（2）その際には、自分の育児の経験から得た知識を自分の子供たちに伝授する、ということです。

まさに理論的予測通りで、つまりは、祖母は高い結晶性知能を使いながら自分の遺伝子をより多く存続させる（子孫を繁栄させる）ということです。

この効果（祖母によって子孫が繁栄する効果）を「祖母効果」といいます。

ちなみに、この研究では、祖母は自分の子供たちが子孫を作らなくなったときに死ぬ確率が高いことも示されました。自分の**進化的役割が終わる頃に死ぬ**わけで、リソースの無駄使いを避けていて、この点も理論通りです。

くどいですが、多くの哺乳類のメスは自分が子供を作れなくなると死んでゆきます（生殖期終了頃に死亡）。人間の場合は、自分ではなく自分の子供が子供（孫）を作れなくなったときに死ぬ可能性が高いわけです。娘を産んでいたら、自分ではなく娘が生殖期を終了する頃に死ぬ確率が高い、つまり、死ぬタイミングがほぼ一世代分長いんです。65歳以上生きるのはそのせいだとみなせば、「65歳以上長生き問題」も解けます。

○子供の数は寿命に関係するか？

「祖母効果」は、生物科学の公理（自分の遺伝子の存続・拡散〈自分の子孫の繁栄〉）から出てくる「定理」みたいなものですから、そこからいくつかの予測や仮説が出てきます。

まずは、寿命です。

祖母効果はもともと女性の「閉経後（生殖期後）長生き問題」の理論的解として提唱され実証されてきたという経緯があります。なので、子供をもつ女性が長生きすることは当然です（子供を作らないと孫をもち得ない）。実際、さほど文明化されていない民族では子供を多く産んだ女性ほど老化プロセスが遅く長生きするという証拠があります。

ただ、欧米社会ではあまりに多くの子供をもつとストレスがかかるらしく、2～3人の子供を産んだ女性が最も長生きするというデータが欧州で得られています（子供を産まなかった女性が最も短命です）。2～3人産んで成人まで大切に育てれば、自分の遺伝子は100％（2人の場合）ないし150％（3人の場合）の割合（期待値）で次世代に残せますから、理論的には適切な数と言えます。

また、**最後の子供を産んだ年齢が高いほど寿命は長い**です。例えば、70歳以上生きる確率は、最後の子供を産んだ年齢が29歳以下の女性に比べて、33歳以上で産んだ女性は約2倍も高いという調査があります。

ちなみに、寿命のバイオマーカー（生物学的指標）として、「テロメア」という分子があって（染色体の末端にあります）、テロメアの長さは寿命と深く関係します（長いほど長寿命）。このテロメアと最後の出産年齢との関係を調べた研究もあって、最後の出産年齢が高いほどテロメアが長いことも分かっています（子供の数が多いほどテロメアが長い、というデータもあります）。

自分の子供の育児の手伝いと孫の世話が女性の重要な進化的役割ですから、最後の出産年齢が高いほど長寿命なのは、理に適っています。というか、祖母効果という「定理」からの予測通りです。祖母になることが寿命を長くすることは、コンピュータシミュレーション実験を含めた他の研究でも確認されています。

では、脳機能はどうでしょう？

この点も祖母効果からの予測通りで、例えば「脳年齢」に関しては、やはり2〜3人の子供を産んだ女性の脳年齢が最も若いという研究が２０２０年代でも英国であります（子供を産まなかった女性が最高齢の脳年齢で、最も老けている）。

また、孫の世話をしている祖母の知的能力（特に結晶性知能と深く関わる能力）は高い、というデータが得られています。ただ、あまり世話し過ぎているとさすがにストレスらしく、その研究では**孫の世話を週に1度程度している祖母の脳機能が最も良好**、という結果でした。

そして、当然ながら、孫の世話をしている祖母は認知症になりにくいというデータもあります。さらに、孫の世話をしている祖母はうつ病になりにくく、幸福感も高い、という調査研究もあります。

　これらは全て、祖母効果からの予測通りですし、この進化的原理を補完ないし支持するエビデンスにもなっています。やはり、**高齢女性の大きな存在理由**が祖母効果にあることは間違いないようです。

　念のために言えば、いくら祖母効果が進化的原理で、かつ、現代社会でも今述べたような諸研究でこの効果が科学的に支持されているとはいえ、「女性は子供を作るべき」とか「孫の世話をすべき」といった「価値観を含んだ物言い」を科学者はしません（興味もありません）。

　価値観を含む言い方をあえてすることもありますが、それは実践科学的な事案にほぼ限られますし、その場合でも、せいぜい「推奨する」とか「〇〇の方がいい」程度のことしか言いません。基礎科学的言説の場合には「推奨」もしません。あえて言うとしても「好きにすればいい」くらいしかありません。

　なので、祖母効果との関係でも、どう生きるかは、まさに好きにして下さい。

祖父効果はあるのか

女性の長生き問題は祖母効果で解けます。では、男性は？

実は（男性的にはそこはかとなく虚しいでしょうけど）、ほぼ全ての哺乳類で、オスの方がメスよりも（いくつかの原理的理由のせいで）短命なことが分かっています。人間でも同様で、**男性の方が短命**です。

とはいえ、人間では男性でも非常に長生きします。なぜでしょう？　やっぱり不思議ですし、男性の長生き問題を原理的に解かないとなんか気持ち悪いというか、中途半端になってしまいますが、この問題は比較的簡単に解けます。

生物科学の「公理」を思い出して下さい。「生物の究極的目的は、自分の遺伝子の存続・拡散（自分の子孫の繁栄）」がそれです。なので、生殖関係はとても重要です。

人間の女性にしても、生殖期が40歳頃に終わった後でも更年期・閉経を乗り越えて長生きし、親になった自分の子供の育児の手伝いと孫の世話をして、自分の子孫の繁栄を目指すのです。生殖期後の期間は「実際の生殖活動をしない生殖期」みたいなものなんです。

つまり、女性は「2回の生殖期」をもつので、とても長生きする……。

だとすれば、わざわざ「2回の生殖期」を作らなくても、ハナから生殖期が長ければ長生きするし、公理にも反しないことになります。というか公理通りになります。もちろん、「祖母効果」と同様の「祖父効果」など不要です。

それが人間の男性なんです。つまり、男性の生殖期は長い。「65歳以上長生き」を踏まえれば、**65歳を過ぎても生殖期は終わらない**はずです。

このことはあえて実証するまでもない常識的なことだと思います。ですが、常識的なことでも「本当か？」と疑問をもって実証研究をしてしまうのが、科学者の性です。

この疑問は、しかし、世界保健機関（WHO）が公表している関連データや、さほど文明化されていない民族（特に、現生人類の「原型」に近いアフリカの狩猟採集民族）のデータを見れば、簡単に解けます。

そうしたデータの要点をまとめると、（1）男性が生殖活動をし始めて最初の子供を作る年齢（22歳頃）は、女性（15歳頃）より遅い、（2）男性の生殖力（子供を作る能力、または、出生率）は30代半ばにピークになるが、そのピークは緩やか（女性のピークは23歳頃で、かつ、急峻《きゅうしゅん》）、（3）男性の生殖力は、ピークの後に緩やかに低下し70歳頃に女性の40歳頃に相当するレベルになる（女性はピーク後に急速に低下し、40歳頃に男性の70歳頃のレベルになる）、（4）男性は生涯に女性の2倍弱（1・8倍ほど）の子供を作る。

うむ、非常に面白い……、わけでもなく、予測通りなのでむしろツマラナイです。男性の生殖期は女性より7年ほど遅く始まるものの、女性よりも23年ほど長く続き70歳頃に終わるので、女性よりも2倍近くも長いことになります（男性、約48年、女性、約25年）。

かくして、男性が長生きする意味は「長生きして自らの子供をなるべく多く作ること」ということになります。

つまり、男性は、女性のように生殖期が終わってからも長く生きて、親となった自分の子供の育児の手伝いや孫の世話をして自分の子孫の繁栄を目指すのではなく（従って、祖父効果はない）、**中高齢になってもあくまでも自分の子供をより多く作ろうとする**ワケですね。「男性の長生き問題」の原理的解は「生殖期の延長」にあるんです。

ただ、あまりに高齢で子供を作ると、精子に異常（特に遺伝子の変異）が起こり、自分の子供に悪影響が出てくる可能性がありますし（例えば、より高齢の父親の子供は、精子の遺伝子の変異のせいで発達障害や統合失調症になる確率が高くなるというデータあり）、また、自分の子供への投資（自らの生存期間中のリソース配分）が減ります。

なので、より長生きして子供を作るベネフィット（利得）とそのためのコスト（投資・経費）の間でのバランスが働いて、女性ほどは長生きしないようになっているんです（高齢で子供を作るためのコストは、精子の老化・変異を防ぐことなどが必要なので、相当なものになります）。

ちなみに、またまた「常識的なことでもわざわざ研究する、調べてみたい」という科学者の性のせいで、最後の子供を作った年齢が高い男性ほど長生きする（テロメアも長い）という研究があります。女性は最後の出産年齢が高いほど長生きする（テロメアも長い）という先述した諸研究の男性バージョンですね。ただ、現象的には女性と同様でも、その根本的理由（原理）は異なります（右記のコスト－ベネフィット・バランスがその原理です――このバランスがより高齢でもうまく保てる男性がより長生きするワケです）。

また、「男性は中高齢になっても若い（生殖可能な）女性を好むのはなぜか？」という問題を踏まえた研究もいくつかあります。もちろん、より多くの子供を作ろうとするため、がその解です。比較的最近でも「若い女性を求めることが男性の長生きの一要因になる」とか「男性は若い女性を求めることで進化的に長寿化した」という結論をわざわざ強調した諸研究もあるくらいです。

ただ、こんな結論だけでは常識的すぎるので、結婚相手が自分より若くて、かつ、**年齢差が大きいほど男性はより長生きする**、なんていうデータもあります。その理由は、妻が若いほど健康的な生活を送るせい、などとあれこれ議論していますが、まさに浅薄な議論ですね。年下妻との年齢差が大きい夫ほど死亡リスクは右肩下がりで（ほぼ線形に）低下する点を踏まえても、「男性の長生き問題」から原理的に議論すべきでしょう。

そうすれば、中高齢になっても（ある程度老いても）子供を作ることができる男性の特徴と進化的存在意義がより深く原理から理解できるので。

○一夫多妻の男性は12％長生きする

ここでツライことが（述べること自体が、あるいは、男性側に立った場合）あります。それは、少なくとも進化的に見た場合、**長生きしつつより多くの子供を作る男性**が存在する一方で、生涯にわたってほとんど子供を作れない男性がいる、ということです。単純計算すれば、2人に一人弱が「子供を作れない男性」です（男性の生涯子供数は女性の2倍弱なので）。

つまり、軽度な一夫多妻制——これが現生人類の進化的（基本的）繁殖様式です（少なくとも進化生物学者の間では、これはほぼ常識です）。

男性の生殖期が長期化（女性の2倍ほど）した一方で、女性の生殖期は比較的短くて一定（40歳頃まで）なので、「軽度な一夫多妻制」は理論的にも当然ながら導かれる繁殖様式です。

「軽度」というのは「moderate」の日本語訳ですが（軽度な一夫多妻＝moderate polygyny）、

本来なら「中途半端な一夫多妻」と言うべきです。だって「多妻」ですよ。2人が最少になるわけで、「2人弱（多くのデータを参照すると約1・8人）」を「多妻」と言うのはおこがましいじゃないですか。

人間が属する霊長類（サル類）には一夫多妻制のサル種がかなりいますが、その際の「多妻」の数は最少でも概して3匹、大抵は4匹以上です。人間での「2人弱（約1・8人）」というのは、いかにも中途半端で、「軽度な＝中途半端な」といったニュアンスで良いと思います。

ただし、軽度とはいえ、一夫多妻制が人間の基本的繁殖様式のせいもあって、一夫多妻の男性は12％ほど長生きする、というデータがあります。また、一夫多妻制社会では複数の妻を娶《めと》れなかった男性は短命で55歳未満で死ぬ確率が高いという研究さえあります（ツライ……）。さらに、理論的研究では、一夫一妻制社会では（一夫多妻制社会とは異なり）**男性は51歳以上生きる意味がない**と、かなりピンポイント的な値を算出して結論されているくらいです（やっぱりツライ）。

つまり、一夫多妻制は、まさに理論通りに、男性の長生きと結びついているんです。

あ、言い忘れました。人間が軽度な（中途半端な）一夫多妻というのは、あくまでも進化的・原理的な話であって、現代の社会制度の話ではありません。

「一夫多妻制だと男性は長生きするから一夫多妻制社会にすべき」なんていう「べき論」なども、もとより論外で意識もしてません。「不倫」などの一夫多妻的行為を肯定・擁護する意図も全くありません——そうした行為はいくつかの理由で進化生物学的にも「愚行」とみなす他ないですし、一夫一妻制社会では非適応的な行為であることは自明です。そして、そうした非適応的行為を避けるのが、結晶性知能の重要な働きでもあります。ただ、進化的な原理・本質は現代でも現れています。

　欧米や日本では、社会制度上、一夫一妻制（重婚の禁止）のせいもあって、世界的に一夫多妻制は少ないと思われるかもしれませんが、**一夫多妻が合法か非犯罪の国**はかなりあります。特に多いのが、現生人類発祥の大陸であるアフリカですが、中東でも比較的多いですし、インドのイスラム教徒などやロシアも一夫多妻は合法か非犯罪です。

　国ではなく「民族」を単位にすると、前世紀での文化人類学的な古典的調査（１９６９年、１８６民族で調査）では約82％の民族が一夫多妻制でした。比較的最近のより正確な調査でも（１２３１民族で調査）、大多数（85％ほど、１０４１民族）が理論通り一夫多妻制です。一夫一妻制の民族はやはり理論通り少数派です（15％ほど、１８６民族）。さらに少数なのは、一人の妻が複数の夫をもつ一妻多夫制で（約０・３％、４民族）、チベットなどに住んでいます。

ちなみに、一妻多夫制（polyandry）は、男女比が（ある種の遺伝子のせいで）男性に偏ってしまい、男性に比べて女性がとても少ないせいです。それで、一人の妻に複数（2～3人ほど）の夫たちがいて、一緒に暮らしています。その夫たちの血縁関係は、「公理」を踏まえればすぐに兄弟だと分かります。

○知能と年収は高い方が結婚できる

一妻多夫はいわば「特殊事例」で、一夫一妻も少なく、一夫多妻が多数派です。これは人間が属する霊長類全体を見ても同様で、多くの種は一夫多妻制を含む多妻制で、一夫一妻制は珍しいです。一妻多夫制もやはりかなり稀《まれ》で、はっきりと確認されているのは2～3種類しかいません。

霊長類の中で明確な一夫一妻制のサルとして屈指なのはテナガザル類でしょう。彼らはいわゆるペア型の繁殖様式（オスとメスが継続的なペアを作る様式）をもっています。このような場合、**オスとメスの体格差がほぼなくなる**のが通常で、動物園などに行ってテナガザルを見た場合、体格だけではおそらくオス・メスの区別はつかないと思います。

一方、多妻制のサルの場合、メスよりもオスの方が場合によっては2倍近く大きいです。その典型例はヒヒやゴリラです。ではどうして体格差が出てくるか？　といえば、これは分かりきったことだと思いますが、主な理由はメスを巡ってオス同士が戦うことです――身体的な戦いでは体が大きい方が有利なので。

この種の戦いが比較的よく観察されているのはヒヒ（特にマントヒヒ）です。ヒヒは典型的な一夫多妻制でハーレムを作っていますが、全てのオスがハーレムを作れるわけではなく、特に若いオスが作れません。そういう若ザルは力を蓄えて、やがてはハーレムを乗っ取ろうと画策し、ハーレムの主と戦います。そして、うまくいけばハーレムの元の主に勝って、乗っ取ることに成功します。この際の戦いはまさに熾烈《しれつ》です。その後に起こるのは熾烈というより凄惨《せいさん》です。「子殺し」です。

子殺しはよく知られていると思いますが、乗っ取りに成功したオスはハーレムにいる子供たちを殺してしまうんです。場合によっては食べてしまうほどです。

なぜ子殺しをするのか？　元の主の遺伝子を存続させないためですね。ちなみに、人類と最も近縁の現生動物としての**チンパンジー（やはり多妻制）でも子殺しが観察**されています。

では人間の場合はどうでしょう？

典型的な一夫多妻制のヒヒやゴリラなどと異なり、人間では体格差（体重差）が男女で2倍も違うわけではありません。ただ、人間でも体格差は厳然としてあって、体重では男性の方が約１・３倍女性よりも重いです（世界平均）。この体重差から一人の男性あたりの女性の数を推定するとやはり２人弱になります。まさに軽度な一夫多妻制です。

人間は一夫多妻制でも軽度だというせいもあって（そして、いくつかの理由で非常なる協調性を進化させてきたので）、女性を巡る身体的な戦いも軽度で、子殺しもごく稀です。

しかし、軽度とはいえ一夫多妻制なので、女性を巡る男性同士での戦いは、多少なりとも避けられません。ただ、これはよく知られていることと思いますが、人間の場合、女性を巡る男性の戦いは身体的な戦いよりもむしろ脳を使った戦い、つまり、頭脳戦が主です。その際に重要なのはもちろん知能です。中高齢では、むろん、結晶性知能です。

あくまでも進化的な観点から言えば、生殖可能な若い女性が婚姻の際に求めるのは豊富なリソースです。現代では**年収や資産などの経済力**です。相手の男性がそのようなリソースをもっていなければ安心して子供を産み育てることは叶《かな》いません。相手が比較的若い男性の場合でも、むろん、同様です。

このことは30代後半の男性（有業者）での調査において予測通りに示されています。その調査では男性の年収と結婚の有無を調べているのですが、年収が高いほど結婚している割合は右肩上がりで高く、年収が３００万円未満の場合、結婚している男性はおよそ60％未満の一方で、年収が８００万円以上あれば90％以上が結婚しているというデータでした

（本質的に同様の調査データは他にもあります。ちなみに、女性では、このような明確な関係はありません）。

そして、当然ですが、知能が高いほど年収や資産が多いことは各種調査で明らかになっています（あえて調査する必要もないでしょうけど——知能は適応力なので、現代社会に適応する能力としての知能が高ければ年収が高いのは当然のことです）。つまり、知能が高くて年収（リソース）が多い男性ほど結婚できる確率が高いんです。

○なぜ金持ちは愛人を作るのか？

若い男性でもそれなりのリソースが重要なわけですから、中高齢者における生殖活動においてリソースと相関する結晶性知能が関係するのは、やはり、当然のことです。

具体的には、**高い結晶性知能による高い社会的地位と高収入・資産**です。端的に言えば「富貴」ですね。実際、アフリカや中東諸国の一部、あるいはインドのイスラム教徒などの一夫多妻制の国・民族では、社会的地位が高く高年収・高資産の富貴男性が多くの妻を娶っています。いわゆるトロフィー妻（なんか品のない言い方ですが）もそんな感じですね。

今「トロフィー妻」と言いましたが、これは「連続的一夫多妻制」との関係でも興味深いものです。

一夫多妻制というと同時に複数の妻を娶ることだと思われるかもしれません。確かにこれが本来の一夫多妻制で、これまでもそのような婚姻関係を一夫多妻制と述べてきました。ヒヒやゴリラを含めた一夫多妻制の霊長類においても、同時に複数のメスと婚姻関係を結ぶのが普通です。

ところが、これは男性の長生き問題と深く関係することですが、もう一つの一夫多妻制的な婚姻関係として、「連続的（ないし経時的）一夫多妻制」があります。

これは意識的にするとは限らないことで、若い頃に結婚し子供ができ子供が成長した後に何らかの理由で離婚をし、その後、**生殖可能な女性と新しく結婚し、さらに子供を作る**ことがあります。同時に複数の妻を娶るのではなく、時間（年齢）をずらして継続的に複数の女性と婚姻関係を結ぶ、という繁殖様式ですね。これが連続的一夫多妻制です。「連続的一夫多妻制」というと仰々しいかもしれませんが、人間の男性の場合さほど珍しくありません。芸能ネタなんかでもこの種の婚姻はかなり報道されていますし。

そんな中で比較的目立つのは、まだ世に出なかった若い頃に結婚し苦労をかけた妻と成功して世に出てから離婚して、より魅力的で比較的若い（通常は40歳未満の生殖可能な）女性と再婚する、といったケースです。いわゆる「糟糠《そうこう》の妻」を捨てて「トロフィー妻」

と結婚する、といった例ですね。
「糟糠の妻」は、中国の歴史書『後漢書』にある「糟糠の妻は堂より下さず」という成語に由来するのは周知の通りです。若い頃から貧苦を共にしてきた妻（糟糠の妻）は自分が富貴になっても大切にする、といった意味です。こうした言い方が昔から（およそ２０００年前から！）あるのは、「糟糠の妻を堂より下すこと」が昔から多いために「糟糠の妻は堂より下さず」という語句をあえて強調してきた（現在も使われる）とも言えます。

ちなみに、古い妻を堂より下さずに新たに妻を娶れば「連続的・同時的一夫多妻」になります。重婚が禁止されている国では連続的・同時的一夫多妻は法律上無理ですが（というか違法ですが）、中高齢の既婚者が愛人を作れば、事実上、連続的・同時的一夫多妻になります。

連続的一夫多妻（特に連続的・同時的一夫多妻）は、「男性の長生き問題」から見れば興味深いです。男性の生殖期の長さを端的に示すのみならず、結晶性知能の重要さがここでも浮かび上がってくるからです。

結晶性知能が高くなければ、社会にうまく適応しつつ成功して「富貴」になることは難しいです。特に中年以降はそうです。中年以降に**新たに魅力的な妻を娶る**には（連続的一夫多妻を実行するには）結晶性知能とそれに基づく富貴（豊富な収入や財産・大邸宅など）は不可欠だと言えます。

進化的にも、結晶性知能を含めた知能がこうした生殖戦略に重要なのは明らかです。実際、人類の知能が進化的に発達してきた大きな理由の一つとして、「知能が高い男性が複数の女性と婚姻関係を結んで知能が高い子供を残してきたから」という説は以前からありますし、それなりに実証もされています。

ただ、知能が遺伝しなければこんなことは進化的に起こりません。そして、もちろん、知能は遺伝します。しかもその遺伝率（遺伝する程度：０〜１００％の値をとる）は「例外」と言って良いほど高く、小さい値でも50〜60％、多くのデータを参照すると80％ほどです。

知能の遺伝性を踏まえても、高い知能（中高齢では高い結晶性知能）が生殖やその戦略（繁殖戦略）に深く関わることは（くどいですが）間違いありません。

○一夫多妻は女性に有利!?

あ、言い忘れていました。一夫多妻の場合、女性はどうなんだ？という疑問です。

男性では（あくまでも民族を比較した場合）**一夫多妻の方が長生きします**し、一夫一妻制では男性は51歳以上生きる意味がないという理論的試算も（先述のように）ありますが、女性の側はどうなんでしょう？　「イヤだろう、嫉妬もスゴイだろう、いや、女性蔑視だ、人権侵害だ」といった批判（？）も出てくるかもしれません。

この辺の話は価値観や文化などが絡むのでメンドーですが、「一夫多妻は女性に有利」という研究結果や理論的結論は以前からかなりあります（本当です）。そうでなければ、こんな婚姻関係が何十万年以上（おそらく数百万年）も進化的に続いてきたワケがありません。

さらに、「先進国では人類の進化的婚姻関係（軽度な一夫多妻制）と社会制度（一夫一妻制）の『ミスマッチ』のせいで夫婦間に多くの問題が起こっていて特に妻が不利になる」といった趣旨の主張も、米国の著名な研究者（ハーバード大）からなされているほどです。ついでに言えば、日本でも「事実上の一夫多妻が女性の有益性との関係で増えてきている」という報告もあります。

低知能でリソース（収入や財産など）が少ない男性と生涯にわたって貧苦を共にするのも感情的・思想的にはいいかもしれませんが、その場合、女性にしてみれば**自分の遺伝子を残す**ことは難しくなります。知能が低い男性ほど離婚する確率が高いことも実証されているので、この点でも低知能の男性は避けた方がいいかもしれません。

一方、年の差があっても富貴な（リソースの多い）男性と婚姻関係を結んだ方が「自分の遺伝子の存続・拡散」という公理には適っています。年齢が近い場合でも、もちろん、そうです。また、自分の年収が高い場合でも基本的に同様で、夫婦共に年収・リソースが高い方が適応的です。

だからこそ、**女性は概して年収の高い男性との結婚を望む**といえます。相手の知能レベルを脳は無意識にも判断し、自分の知能レベルと同等かそれ以上の相手を結婚相手に選ぶ、という研究もあります。女性（の脳）恐るべし、ですね。

しかも、ある男性と結婚していても「より良い男性」とひそかに浮気して、浮気相手の子を作って「夫の子」と騙《だま》して育てているというケースもあります。

これは以前から示唆されていたことですが、近年のＤＮＡ型検査などによってより明確になりました。具体的な割合も算出されていて、欧米では３〜５％の妻がそうしているなんていうデータもあります。ただ、研究によって１％から30％という幅があって定説はいまだありません——多くの研究を総合すると先進国では１〜５％程度です（単一の値をあえて出せば約４％）。そうした「妻の隠し子」も軽度な一夫多妻のせいだとみなせます。公理（自分の遺伝子の存続・拡散）から見ても、やはり、理に適っています。

とはいえ、妻に浮気され隠し子まで作られた夫にとってはトンデモナイことです。自分の遺伝子が伝わっていない子供にリソースを知らないまま（下手をすれば生涯にわたって）浪費するわけですから……。一方、**女性の方では自分の子供は明確**なので、この種の浪費は原理的にありません。

男性の場合、結婚そのものも（進化的・本質的に）難しいのに、結婚しても妻に「隠し子」を作られては……、やっぱり「男はツライよ」としか言いようがありません。

この「ツラさ」を軽減する第一義的な方法は、結局は知能の向上です。知能の遺伝率がいくら高いとはいえ、知能、特に結晶性知能はそれなりの方法で向上できます。なので、是非とも結晶性知能を伸ばすようにして下さい（そういった方法は後の方で述べますね）。

中高齢者の基本的な役割は何か？

人間は（くどいですが）非常に長生きする生き物です。無意味に長寿化させる余裕を生物は進化的にもちません。そして、実際、人間では「祖母効果」や「生殖期長期化」などの進化的意味が長寿化と結びついた形で進化してきたことは、これまでに述べてきた通りです。

ただ、人間の長寿化にはこれら以外にも意味があるんです。特に重要なのは社会と結びついた役割です。「長老効果」的役割がそれです。

話はあくまでも進化的なものなので、現生人類の進化的な社会を参照する必要があります。そして、「原型的な民族」とされる狩猟採集民族でのデータを含めた多くの証拠を踏まえると、人類の進化的・基本的社会は「氏族社会」です（バンド社会ないしキャンプとも言います）。日本の村社会に似た感じですね。「氏」が付くくらいですから、**氏族社会は通常は遺伝的に比較的近いメンバーたちが構成**しています。

氏族社会の構成人数は理論的・基本的には１５０人ほどという説が有力です――現代でも、「友人の数」なんかを調べると平均的には１５０人程度ですから、その程度の集団が

「密な人間関係」には適当らしいです。ただ、他の理論的研究や調査研究では50〜１００人というデータもありますから、ざっくり言えば「１００人ほど」が妥当な数だとみなせます。

動物では社会の「単位」は個体であることが多いですし、人間社会でも最小単位はもちろん個人です。ただ、人間はやはりかなり独特で、人類社会には重要な基本単位があります。その社会単位は進化的に見て（おそらく２００万年以上にわたって）「家族」です。家族というものが、人類社会にとって非常に重要なことは強調してもし過ぎることはありません。乗っ取りがつきものの「ハーレム（ヒヒ社会などでの社会単位）」とは違い、強固かつ持続的に結束した親族（夫婦と子供、祖父母など）が小集団としての家族を形成しています。

この家族が人類社会の基本単位で、**家族が複数集まって１００人ほどの氏族社会を形成**するのが人類の進化的・基本的社会です。原型的な民族は今でもこうした氏族社会（バンド社会・キャンプ）を作っています。

氏族社会にはリーダーとしての「長老（リーダー的な高齢者）」が存在することが普通です。サルの社会でいえば「アルファ個体」ですね（以前は「ボスザル」と言ってましたが、この名称はいくつかの理由で不適切なので、アルファ個体と言い換えています）。その長老が氏族社会の存亡に大きな役割を演じているんです。

氏族社会にしても当然ながら滅びるわけにはいかず、維持するか発展する必要があります。というか、少なくとも一部の氏族社会は長い間維持されてきたので、その社会の子孫たち（私たちのことです）が現存するんです。

氏族社会の存亡に重要な能力にはいくつかありますが、最重要なのが結晶性知能であることは明らかです。つまり、優れた結晶性知能をもった中高齢者が長老になるんです。逆に言えば、高度な結晶性知能をもつ中高齢者が長老にならないと、氏族社会は滅びかねません。

知能とは適応力です。適応するのは、まずは自然環境です。特に、「過酷な自然環境」に適応するためには高度な知能が必須です。また、普段は比較的温暖でも、年に数度とか数年に一度、あるいは数十年に一度ほど「過酷な自然環境」が訪れたりする環境もあります。大規模な**台風や地震、火山活動**などですね。

そうした過酷な自然環境や自然災害にうまく適応するためには、同じような環境を経験し何十年も生き抜いてきた中高齢者の高い結晶性知能とそれに基づくリーダーシップが不可欠です。「この場合には住み処《か》や食料はこうした方がいい」とか「やがて大災害がやってくるやもしれぬ」「こういう災害ではこう逃げた方がいい」といったことを的確に指示できるような中高齢者の存在・リーダーシップです。

災害で避難した人々をうまく統率するためにも優れた結晶性知能が重要です。初めて遭遇する空前の災害にしても、やはり豊かな経験と知識があればリーダーシップを発揮できて、氏族は守られます。病気なんかでもそうで、「こうした症状のときは、この薬草をこうして煎じればいい」なんていうことも高い結晶性知能があればそれなりに導けます。近年のCOVID-19パンデミックでの「中年以下の人たちは高齢者の知恵（つまりは高い結晶性知能）を参考にしろ」といった意見にしても、こうした文脈でも理に適っています。

かくして、**結晶性知能が高い古参的リーダーとしての長老**がいればこそ、氏族社会は自然災害や疫病などに適応的に対処できるんです。そして、氏族社会がより適応的なら、他のメンバーのみならず自分自身の遺伝子の存続・拡散確率も高まります。

こうした「長老によって氏族社会の適応が促される効果」が長老効果です。

○「英雄」も長老効果から生まれる

適応すべき環境は自然環境や自然災害だけではありません。社会環境も当然ながら重要で、複雑な社会環境に適応するために知能も脳も進化してきたという側面をもちます。

その社会環境にも「災害」はつきものです。氏族社会内の雑多なモメゴトの解決に長老の役割はかなり重要ですが、より重大な災害的事柄は「氏族間紛争」でしょう。

人類は２００万年以上狩猟採集を行ってきました。魚を含む動物の狩猟と果物や葉、種子などの採集です。人類の進化的歴史の95%以上の期間において狩猟採集を生業としていた、という試算もあります。そうした狩猟採集のために、氏族社会ごとに「遊動域・領地」があって、良好な狩場や採集場がその中に点在しているのが普通です。

ちなみに、人間が属する霊長類で遊動域をもたないサル種はほぼいません。「遊動域」というのは、その中を**比較的自由に行動・探索する排他的な領域**のことです。いわば「領地」ですね。動物園などでのニホンザルの「サル山」がその分かりやすい例ですが、野生のニホンザル（例えば屋久島の野生ザル、ヤクシマザル）の遊動域はかなり面白く、「レストラン」のような摂食場（良好な果実や種子などが多い木）が遊動域内に点在していて、その点在場所の間を群れでうまく移動しています。霊長類が遊動域・領地をもつというのは進化的に古く（数千万年！）非常に根強いんです。

人間でも「遊動域・領地」はかなり根強く、かつ、その領域は氏族社会に固有で排他的なものなので、氏族間紛争は遊動域・領地を巡るものが主です。話は進化的なものですから「主です」と断言するのは極論かもしれませんが、化石（紛争の痕跡）を含めたそれなりの状況証拠はありますし、有史以来の多くの紛争を見ても領地を巡るものが目立っています（日本の戦国時代などでの領地問題でもそうですね）。

　そうした氏族間紛争で大きな役割を担うのが長老（優れた結晶性知能をもつ古参的リーダー）であることは、あえて言うまでもないでしょう。

「感情脳（怒りなどの感情に深く関係する脳領域）」をうまく制御できないのが若者の脳の主要な特徴であることが分かっています。紛争のときに血気溢《あふ》れる若者たちが、感情に任せてむやみに肉弾戦にあけくれていては勝機を逸することになりかねません。最悪、氏族社会の多数のメンバーが死去してしまいます。

　一方、優れた結晶性知能をもつ長老は違います。長い間生きてきた過程で蓄積してきた知識と経験があります。過去の紛争に関する経験・知識が間接的にもあるでしょうし、紛争相手との人脈もあるかもしれません。何よりも優れた結晶性知能によるリーダーシップがあります。そして、本来なら氏族社会のメンバーの命を犠牲にすることなく勝つのが望ましいですし、また、紛争自体を避けるべく結晶性知能を働かせることも重要になります。実際、少なくとも**有史以前では氏族間紛争はかなり稀だった**ようです。

　とはいえ、氏族間紛争は起こることがありますし、その程度によっては殺傷が伴うこともあります。そうした場合、氏族の個々人・メンバーにとっては自分やその親族が殺傷されるのは最悪です。「自らの遺伝子の存続・存亡」が危うくなるからです。そういう危うさがあるにもかかわらず、氏族の存亡をかけて自発的に戦うことはあります。

なぜでしょう？　ここで問題にしているのは、強制された戦闘ではなく、自発的・納得的な戦闘行為です。あくまでも生物科学的・進化的な観点から見れば、そうした戦闘を行う理論的原理はシンプルです。仮に**自らが戦闘で死んでも自らの遺伝子の存続確率が高まる確信や保証があればいい**、ということです。

自分が戦闘で不幸にも死んだとしましょう。それでも、自分の遺伝子が伝わっている親族（子供や兄弟姉妹、両親など）が「英雄の親族」として氏族社会から非常に大切にされれば、自分の遺伝子の存続確率は高まります。これを「英雄ベネフィット効果」と呼びます。

古参的リーダーとしての長老にしても同様です。長老も戦闘になれば一族を率いて前線に立つこともありますし、それが長老の重要な役割でもあります。その際に、もし長老が戦闘で死んだとしても、子供を含めた親族やその末裔《まつえい》が「英雄の親族・末裔」としてその後何代にもわたって生物学的・遺伝子的に大切にされれば（遺伝子存続・拡散に関して通常以上のベネフィットがあり続ければ）、やはり、自分の遺伝子が存続・拡散される確率は高まります。つまり、英雄ベネフィット効果が働き得ます。

長老でなくても、中高齢者が英雄的な働きをすることがありますし、生き残ることもあります。死去した場合でも英雄ベネフィット効果が働くことが想定できるくらいですから、英雄として生き残れば、同様の効果が自分自身に働くことはほぼ明らかです。

生存した場合は、ベネフィットが自分自身にあるので分かりやすいですが、「死去した場合でもベネフィットがある」というのが重要な点です。そういう了解が社会に広く共有されていなければ、誰も**命を賭してまでの英雄**になんてなりたくありません。

こうした英雄ベネフィット効果を踏まえれば「なぜ英雄の親族や末裔は大切にされるんだ？（例外はあるけど）」という疑問も原理的に（思想的などではなく）解けるというものです。

○長老もリーダーも民主選が主流

自然災害もそうですが、氏族間紛争や戦闘のことなどはあまり話したくなかったのですが（実証研究も難しいので遅れていますし）、「結晶性知能は生殖活動だけに使われる」という誤解が生まれることを避けたかったんです。

そんな誤解はハナからないと思いますが、生殖は生物の基本中の基本ですからね。結晶性知能が生殖活動に使われないワケがないんですが、人類の進化的・基本的社会たる氏族社会とそこでの中高齢者の存在意義、つまりは結晶性知能の広範な意義・重要性を進化的原理や人類進化との関係で強調したかったんです。もちろん「長老」のことも、です。

そして、高い結晶性知能をもつ長老・リーダーによって、厳しい自然環境・社会環境における社会の適応が促される効果が「長老効果」という進化的・原理的な効果だとみなせるワケです――この効果には「社会適応の促進を介して自分自身の遺伝子の存続・拡散確率も高まる」という原理が、もちろん、含まれています。


長老やリーダーに関して多少補足すると、人間以外の社会性動物の社会でも多くの場合リーダーがいます。では、そうしたリーダーはいかに選ばれるのでしょうか？

この問題に関する理論は以前からあります。専制と民主です。社会内の他のメンバーたちの意向など無視して、いわば力ずくで「自分が、自分が」的にリーダーになる専制的なタイプと、周囲のメンバーたちから推されて**（信頼されて）民主的に選ばれるリーダー**です。

専制と民主――では、どちらが動物界では主流なのか？　という研究も（理論的研究を含めて）それなりになされています。その答えは、社会性動物の主流は「民主主義」であるということで、民主的にリーダーが選ばれるのが（理論的・原理的にも）主流なんです。

人間以外の社会性動物でも主流は民主主義ですから、人間の氏族社会に民主的に選ばれたリーダーがいるのは当然のことです。そのリーダーが優れた結晶性知能をもつ長老であることもやはり明らかです。この点は、現在の狩猟採集民族も基本的に民主的であって、長老の結晶性知能が「崇拝」されているという実証報告とも整合性があります——崇拝されなければ民主的に選ばれるわけがありません。

ここでややツライのは、リーダーは一人でいい、ということです。社会性動物ではリーダーの交代も民主的になされることが多いので、民主的に選ばれたリーダーたる長老が一人いて、代わるときは氏族社会メンバーの「総意」で代わる……。他の多くの中高齢者はその意味で「不要」ということになります。やっぱりツライ……。

ただ、リーダーには相当に重圧がかかるようです。ヒヒなどの社会性霊長類でのリーダーの「重圧」に関する研究がそれなりにあって、その重圧は相当なものらしいです。例えば、**ストレスに関わるホルモン群が非常に多い**んです。リーダーはほぼ常に強いストレスにさらされているわけで、まさに「リーダーはツライよ」です。

その一方で、リーダーの側近たちとしての高位個体たち（社会的地位は高いがリーダーではない個体たち）の場合、重圧はむしろ適度で、脳にも身体にも良いらしいんです。

というわけで「リーダーはツライが側近たちはかなりハッピー」と言えそうです。

リーダーになるのもいいでしょうが、重圧がかかってストレスまみれになるよりは「側近・高位」あるいは「準長老」になる方が実際問題としては得策かもしれません。

側近や準長老では英雄ベネフィット効果はさほど期待できませんが、「ある誰かが自分と同じ氏（姓）の場合、その誰かと自分が同じ遺伝子を共有している確率は高い」という研究が欧州ではあります。「ある2人の男性が同じ氏の場合、祖先を共有している確率は約4分の1」というデータも英国であります。氏族社会でそれなりに大切にされた（あるいは英雄的になった）中高齢者の子孫の存続・拡散確率は高いらしいということですね。

このことは現代の狩猟採集民族の調査でもある程度実証されていて、長老・リーダーに限らず、尊敬されている高齢者たちの繁殖成功度（≒子孫の数）は比較的高い、というデータがあります。

なので、リーダーは無理としても（というかあえて避けて）、それなりに**尊敬され大切にされる準長老・高位高齢者になる**のはいいと言えます。

そして、こうしたことを踏まえても、結晶性知能の向上はやっぱり重要なんです——結晶性知能が低い高齢者が尊敬されるハズはありませんから。

○リーダーには（男女を問わず）なるべくしてなる

ここで疑問が出てくるかもしれません。「長老・準長老」や「英雄」とか言っていると、なんか男性だけの話みたいではないか、女性はどうなんだ？ という疑問（批判？）です。あくまでも進化的に見た場合、こうした話は主に男性に関わる事象・原理だったようです。特に、外敵への対応や氏族間紛争などの過酷で危険な状況では男性長老が有意義だったらしいです。現代社会でも、危険・危機にうまく対処できそうな人物（力強そうな筋肉質の男性も）がリーダーに相応《ふさわ》しいとみなされる傾向がある、という調査研究があります。人間と同じように長生きする社会性動物のゾウでも、高齢オスはまさに経験豊かなリーダーとして、特に危険な状況において群れ全体を統率して適応的な行動に導くような重要な役割を果たしていることが分かってきています。

人類と最近縁の現生霊長類としてのチンパンジーにしても、社会の中核はオスで、リーダーたるオスは遊動域（領地）をパトロールし、グループのメンバーを保護したり食べ物を探したりしています。つまり、**チンパンジーの高位オスは社会内メンバーたちの適応を促す**という、長老的な役割をそれなりに担っているようです。人類がチンパンジーと分岐したのは７００万年ほど前ですから、オス・男性の長老効果的役割は進化的にかなり歴史が長いのかもしれません。

ただ、他の諸データを参照すると、この考えは極論に近いと言えます。

先ほど、社会性動物の社会では多くの場合リーダーがいる、と述べましたが、「メスがリーダー」というケースがかなりあります。ヒヒやチンパンジーなどの社会性霊長類ではオスがリーダーになることが比較的多いですが、社会性霊長類でもメスがリーダー的な高位個体になっているケースがいくつか観察されています。

では、人間のように長生きする社会性動物ではどうか？　という研究もそれなりになされていて、この種の動物行動学的研究で有名なのはやはりゾウです。

ゾウのメスはかなり長生きして、かつ、祖母効果ももつようです。祖母効果は親族（血縁関係がある個体群）の適応を促すという側面をもつせいもあって、**ゾウの高齢メスは親族を率いるリーダー**になって、環境にうまく適応しています（ゾウは脳がかなり大きく行動もそれなりに高度ですから、結晶性知能的な能力をもつようです）。「ゾウのリーダーは高齢メス」という説はかなり受け入れられています。いわば「拡張的祖母効果」ですね。

シャチでもそうらしいです。メスのシャチは人間並みに長生きし、祖母効果をもつことが複数の研究で実証されています。そして、やはり祖母メスが結晶性知能的な能力を働かせて親族の有益なリーダーになっている、という証拠があります。

人間の女性はゾウやシャチのメスに似ていて、長寿ですし、明確な祖母効果を示します。そして、もちろん、豊かな結晶性知能をもちます。従って、少なくとも動物行動学的な観点からは、人間でも（というか人間こそ）高齢女性が有能なリーダーになり得るはずです。

とはいえ、この説もやはり極論でしょう。

詳細な研究内容は煩雑になるので例によって避けますが、進化生物学的研究を含めた様々なデータを総合すると、「中高齢者の基本的役割」としての長老効果的役割は男女共にもち得る、というのが信頼性の高い結論です。

この役割と関係が深いリーダーシップにしても、重要なのはやはり男女差・ジェンダーなどよりも、結局は脳の構造と働き、そして遺伝です。リーダーは独特な脳をもつことが各種研究で示されていますし、**リーダーシップに遺伝性がある**ことも分かっています（遺伝率は25～30％）。リーダーシップに関わる遺伝子もいくつか見つかっています。

かくして、結晶性知能が高いことは前提として、リーダーは男女問わずリーダーになるべくしてなるようです（ツライかもしれませんが……）。

第3章

誰もが幸福長寿になれる？

認知症は老化ではない

男女共に非常に長生きする、というのが人間の（くどいですが）大きな特徴です。ただ、長生きするからこそ、脳の老化や認知機能の衰え、あるいは**認知症などを心配している方も多い**と思います。

ここで、まず、はっきりさせておきたいことがあります。認知症と認知機能の衰えは別、ということです――ごっちゃにしている「専門家」もたまにいるので困りものですが……。「認知症（その代表がアルツハイマー病）」は病です。一方、「認知機能の衰え」は老化に伴って起こる脳機能（特に高次脳機能）の低下です――高次脳機能は「知能と密接に関係する脳機能」のことで、記憶や思考、推論、創造力、注意、決断、感情制御、言語能力などを含みます。認知機能とほぼ同義ですが、高次脳機能は具体的な脳構造・神経システムと当然ながら結びついています。

例は悪いかもしれませんが、保護者の方が子供の運動会の徒競走に参加して、若い頃に比べてあまりに遅かったり頻繁につまずいたりした場合、「何らかの疾病を抱えている場合」と「単なる筋力・運動機能の年齢的衰え」という二つの理由が想定できるのではないですか。
それと同様です。現在の医学では認知症検査の方法も進歩し精度も高まってきたので、ちょうど身体・内臓の疾病検査のような方法で分かります。例えば適切な血液検査（眼の検査や人工知能ＡＩによる脳画像・顔画像検査などでも）で**認知症かどうかかなり正確に診断できます**――ということは、認知症ではない（病気ではない）「認知機能の衰え」も分かる、ということです。

血液検査などが面倒なら、認知症かどうかとても簡単に分かる方法があります。「あなたは何歳ですか？」「あなたは何年生まれですか？」という二つの質問に答えることです。両方とも正答なら98・9％の確率で認知症ではありません。

○知能が高いほど健康になる

認知症は明確な病なので、その予防法・対処法に関するまとまった話は別の機会にゆずることにして、本章では、病としての認知症ではなく、「認知機能（高次脳機能）の衰え」つまりは「脳の老化や不健康化」を防ぐ方法を中心に話すことにします。そうした方法の多くは当然ながら認知症の予防法にもなり得ます。ただ、ここで特に主題にしたいのは幸福長寿になる方法です。

あ、また忘れてました。今、「幸福長寿」と言いましたが、最近の実践的脳科学では「健康長寿」よりも、むしろ、「適応長寿」とか「幸福長寿」が主なテーマなんです。特に「幸福長寿」です。

健康はもちろん重要です。ただ、いくら健康でも激変する時代に適応できなくて時代についていけなくては不幸の元です。社会にうまく適応していればおのずと幸福になれます。脳機能の中心である知能にしても「知能が高いほど幸福」ということが以前から実証されています。もちろん、知能が高いほど健康です。

知能は（またまたくどいですが）適応力です。従って、知能や脳機能が高くて**時代や環境にうまく適応していれば幸福**なのは理の当然です。なので、中高齢者では、脳機能（特に結晶性知能）を維持・向上することが幸福長寿の「王道」なんです。ただ、結晶性知能は高齢になるほど概して高まるようになっていますから「普通にしていればうまく適応して幸福長寿になるはず」とも言えます。

そういったことを踏まえて、以下、幸福長寿の方法をなるべく簡単に話すことにします。

なお、本章では「リスク」とか「リスク要因」という医学的・疫学的な言い方を多少しますが、それは「ある疾病などの確率が高まること（リスク）と、確率を高める要因（リスク要因）のこと」です。あくまでも集団での確率の話ですから「必ずなる」とか「決定する要因」という意味ではありません。

例えば、喫煙は肺がんのリスク要因ですが、決定要因ではないので、喫煙していれば肺がんに必ずなるわけではありません。あくまでも「喫煙は肺がん発症の確率を高める」という意味で「喫煙は肺がんのリスクになる」とか「喫煙は肺がんのリスク要因」という言い方をするんです。

ちなみに、喫煙は認知症のリスク要因でもありますが、80歳以上でも中年並みの能力・認知機能をもっている高齢者たちの71％は喫煙している、というデータが欧米ではありますから、喫煙が必ず脳機能を悪化させるわけでもありません。脳機能悪化や認知症に関しても、**喫煙は決定要因ではなくリスク要因にすぎない**わけです。

なんかメンドーですが、疫学を含めた医学では「リスク」「リスク要因」という言葉をかなり多用するので、ここでもたまに使うことがあることを断っておきますね。

○中年で幸福感は最低になる

幸福長寿との関係で、まずは「幸福（人生の満足度や良好度を含みます）」のことから話すことにします。脳機能・能力の維持や向上にしても幸福を目指せばこそ、という側面が強いですし。

誰もが人生に満足し幸福になりたいと思っているでしょう。おそらくそのせいで「幸福になるには」といった雑多な情報が本や雑誌、あるいはネット上で満載です。

科学でも幸福感は相当に重視されていて、研究もそれなりに進んでいます。そして、幸福感に関しては、以前から科学調査的にハッキリしていることがあります。「これを言ったらおしまいだ」的なことかもしれないので、科学者たちは（研究者の間では常識でもあるので）黙っているきらいはありますが、実は特別なことをしなくても**高齢になるほど幸福感は向上する**んです。

20歳頃からの年代的に見ると幸福感の程度はU字カーブで、若い頃はかなり幸福ですが年齢に伴って下がり、40～50歳代の中年期で幸福感は最低になり、その後U字回復して80歳頃かそれ以上まで上がり続けます。高齢者になる65歳以降を見ても、短くても15年以上は（80歳代まで）右肩上がりです（科学的調査は集団を統計的に扱うものなので、こうした現象はもちろん、集団的・統計的なものです）。

不健康だと幸福感の程度は下がりますから、中年以降は健康でいれば幸福感は上がり続けるワケで、まさに「健康長寿＋幸福長寿」です。

かくして、健康長寿で、かつ、幸福長寿になるには、「簡単」どころか、極論すれば何もしなくていいんです――何か特別なことをしている人たちだけがU字カーブを示すのではなく、集団全体としてこうしたカーブになることが重要で、その意味で特別なことは何もしなくていい、つまり、普通に生活していればいいことになります。

と言うと、「そんなU字カーブは一部の国の話だろう」といった批判が返ってくるかもしれません。

確かに全ての国や民族で調べられてきたわけではありませんし、調査は欧米諸国に偏っているきらいはあります。とはいえ、かなり多くの国（50か国以上）で調査されてきましたし、日本でも基本的に同様な調査結果があります。

こうした調査結果を踏まえて研究者たちが注目し問題にしてきたのは、**中年（40〜50歳代）での落ち込み（幸福感の最低化）**です。この落ち込みはこれまでの調査結果ではかなり明確なせいもあって「中年の危機」と呼ばれています。

中年の危機の大きな特徴は、目的の喪失とやる気の低下です。「目的の喪失」のせいもあって、それまでの仕事を辞めて様々な職を転々とした結果定職を失い、ホームレスになったり引きこもりになったりもします。そうこうするうちに、うつ的な症状を示したり、自暴自棄になってアルコールや異性に溺《おぼ》れたりもします。コカインなどの違法薬物に手を出すこともあります。最悪、自殺することもあります。

こうしたことは日本ではさほど目立たないようですが（ただ、日本での中年男性の自殺率の高さは周知の通りです）、欧米ではまさに危機的な状態とされています。もちろん、幸福感どころではありません。それで、中年で幸福感は最低になるんです。

念のために言っておくと、中年の危機は「男性の更年期」（正式名称は遅発性性腺機能低下症）とは違いますし、男女差もないとされています（欧米では女性でも、もちろん、同様の危機があります）。

ただ、いいことに中年の危機は年齢が上がれば（高齢になるにつれて）解消されて、幸福感はやがて上向きます。皆さんがもし中年の危機に陥っても「抜けないトンネルはない」といった思いで普通に生活して下さい（あがくのはかえって逆効果です）。

「中年では、それこそ中間管理職の重圧でストレスまみれだし、子供の教育費や家のローンなどの金銭的問題もあるし、配偶者や子供たちとの距離は開くし、異性にはモテなくなるし……、中年の危機っていうのは、まさに、中年の悲哀そのものだね、分かる！」と納得されたかもしれません。

確かにそういう「中年の悲哀」的な要素はあるかもしれません。ただ、もし、中年の危機が現代社会に特有なものなら、会社員や家族もちの人たちの方がより深刻な危機に陥るはずです。しかし、**中年の危機は会社員に特有なものではありません**し、家族をもっていた方が危機の程度は軽くなるんです（家族関係は後で述べますね）。

全ての国や民族で「中年の危機」や「幸福感のＵ字カーブ」が調べられてきたわけではないとはいえ、多くの調査で同様の結果が得られた場合、「何か原理があるはずだ」と考えるのが科学者の性というものです。浅薄な評論家やコメンテーターなら適当な（それらしい）ことを言っていればＯＫかもしれませんが、科学者はあくまでも原理を重視するんです。

○長生き効果でハッピーに

原理を目指すにあたってまず問題になるのは、「本質かどうか」です。ちょうど「人間の長生き問題」のように、人類に広く共有された本質でなければ、原理もへったくれもありませんし、いくら「中年の危機」「幸福感のＵ字カーブ」を示すデータは多数あるとはいえ（先述のように50か国以上）、こうした現象が人類の本質かどうかに関しては疑問が残ります。

そこで浮かび上がってくるのが、人類以外での調査です。原理や本質を目指したい科学者らしい調査とも言えますが、動物園などで大型類人猿（チンパンジーやオランウータン）の「幸福感の年齢依存性」を調べたんです。

大型類人猿たちに**「幸福か？」と聞く**ことは当然ながらできないので、機嫌の程度とか活動量、あるいはコミュニケーション量や欲求の達成度などを「幸福感の指標」として調査したところ、非常にきれいなＵ字カーブが見つかったんです。

　大型類人猿でのこの「幸福感のＵ字カーブ」はあまりにハッキリしているので「本当か？」と思わず疑いたくなるほどですが、当該論文を精査すると信頼性はかなり高いです。５か国の動物園などで多数の個体（５００頭以上）で調べたこと、それらの動物園などはどれもかなり良好な環境であること、野生状態よりも相当に長生きするので中年以降のデータもそれなりに得られたこと、調査者たちが「幸福感」をうまく客観化し定量化したこと、そういった諸要素があってこの発見が得られたようです。

　チンパンジーやオランウータンのような大型類人猿で「中年の危機」「幸福感のＵ字カーブ」が見つかった以上、この性質は短くても**１０００万年以上にわたる進化的本質**とみなすのが理に適っています（人類の系統がチンパンジーの系統と分かれたのは約７００万年前、オランウータンの系統と分かれたのはもっと古く１４００万年ほど前です——ただし、こうした分岐年代には異論がつきものですが、大まかにはこのくらいの分岐年代です）。私たち人類の中高齢者に限っても、中年の危機を脱した後に幸福感は右肩上がりに上向いていくのが本質らしい、と言えます。

　なぜでしょう？　やはり原理が知りたくなりますが、最もありそうなのは「長生き促進

郵 便 は が き

お手数ですが、
切手を
おはりください。

1 5 1 0 0 5 1

東京都渋谷区千駄ヶ谷 4 - 9 - 7

(株) 幻 冬 舎

書籍編集部宛

ご住所　〒

都・道
府・県

お名前　フリガナ

メール

インターネットでも回答を受け付けております
https://www.gentosha.co.jp/e/

裏面のご感想を広告等、書籍の PR に使わせていただく場合がございます。

幻冬舎より、著者に関する新しいお知らせ・小社および関連会社、広告主からのご案内を送付することがあります。不要の場合は右の欄にレ印をご記入ください。

不要 □

本書をお買い上げいただき、誠にありがとうございました。
質問にお答えいただけたら幸いです。

◎ご購入いただいた本のタイトルをご記入ください。

『　　　　　　　　　　　　　　　　　　　　　　　　　　　　』

★著者へのメッセージ、または本書のご感想をお書きください。

●本書をお求めになった動機は？

①著者が好きだから　②タイトルにひかれて　③テーマにひかれて
④カバーにひかれて　⑤帯のコピーにひかれて　⑥新聞で見て
⑦インターネットで知って　⑧売れてるから／話題だから
⑨役に立ちそうだから

生年月日　西暦　　年　　月　　日（　　歳）男・女				
ご職業	①学生	②教員・研究職	③公務員	④農林漁業
	⑤専門・技術職	⑥自由業	⑦自営業	⑧会社役員
	⑨会社員	⑩専業主夫・主婦	⑪パート・アルバイト	
	⑫無職	⑬その他（　　　　）		

ご記入いただきました個人情報については、許可なく他の目的で使用することはありません。ご協力ありがとうございました。

効果」です。大型類人猿でももっている進化的性質を人類進化の過程でより増幅させて、長生きを促進させる仕掛けを強めた、ということですね。

中年の危機は40～50歳代です。女性なら生殖期が終わり閉経を迎える頃です。男性の多くでは、進化的繁殖様式上、「それ以上生きる意味がない」とされている年齢です（繁殖様式的には多くの男性は51歳ないし55歳以下で死んでいいというデータや理論的試算がありますから……）。この頃に**主観的に生きる意欲が減退して幸福感が大きく低下する**のは当然なこととも言えます。

しかし、これまで強調してきたように非常に長生きするのが人類の本質です。そして男女とも高齢者としての進化的役割があります。祖母効果や長老効果などです。そうした効果を支える結晶性知能をもち、この脳機能は高齢になるほど概して高まります。つまり「高齢者の生きる意味」が（くどいですが）あるんです。それにもかかわらず、主観的に落ち込んで抑うつ状態のままだったら（中年の危機のままだったら）、ドーニモなりません。抑うつは不健康の元なので、健康も悪化してしまいます。

こう考えれば、幸福感のU字回復（中高齢での右肩上がり）はあるべき主観現象だとみなせます。いくら原理的かつ客観的に「長生きする進化的意味・役割がある」と言っても、主観が伴っていなければそんな「意味・役割」はまさに机上の空論です。やる気もなく健康も悪化したら役割を実践することなど叶わないではないですか。

幸福感も脳機能の一種で遺伝性もあります。幸福感に関わる遺伝子も、もちろん、いくつか知られています。そうした遺伝的な感情を無意味にもたせるほどの余裕を生物はもちません。ビタミンCを豊富に摂取できる環境・状態が長く（何世代も）続けばビタミンC合成用遺伝子がなくなるのと同様です。人類でもそんなことが起きているので、ビタミンCは食べ物などから摂取すべき必須ビタミンなんです（ちなみに適度なビタミンC摂取は認知症のリスクを下げます）。幸福感が不要なら幸福感用遺伝子などなくなるはずです。ところがそうではありません。

幸福感（その関連遺伝子）にはそれなりの進化的意味があり、その一つが「長生き促進効果」だとみなせます。そのままだったら死にたくなったり不健康になったりする年齢層において、**あえて幸福感を高め長生きさせる**という進化的仕掛けです。主観的に幸福感が維持・向上すれば誰だって長生きしたくなりますよね。ついでに色々なことをしたくなりますし、結晶性知能にしてもどんどん働かせたくなるというものです。

人類は非常に長生きする、中高齢以降に進化的な意味・役割がある、だからこそ幸福感が中年以降にあえて高まるように（大型類人猿の性質を強化させる形で）進化させた、とみなせます。

これはかなり根強い進化的仕掛け・原理ですから、「幸福長寿に特別なことはいらない」と結論できます。その意味で、普通に生活していればいい――**幸福長寿はやっぱり簡単なこと**なんです。

○幸福感の源は「家族」なのか？

幸福感のU字カーブ、つまり中高齢では幸福感は向上し続ける、というのは「人間は非常に長生きし、中高齢者には存在意義・役割がある」という進化的本質・原理に即したものです。その意味で「幸福長寿に特別なことはいらない」のですが、中高齢者は何もしなくていい、ということではありません。

何もしないというのは中高齢者の存在意義・役割も放棄することになります。「あえて（雑多な情報などに踊らされて）特別なことなどしなくていい」といった意味であって、中高齢者になればそれなりのことを無意識にも普通にするんです。そのための幸福感向上の仕掛けをもっているわけです。

では何をすればいいのでしょうか？　そうした行為の中でもエビデンスが比較的しっかりしたものを多少（文脈に即して）紹介しますが、重要なことは「進化的本質・原理」を踏まえた行為・状態が中心になる、ということです。その意味で、普通にしていればいいんです――「なるべく生存する」という、動物の根本原理に即して普通に食べたり飲んだりするのと同じようなものです。

話が少し分かりにくくなったかもしれないので、幸福感のU字カーブに関して補足してみます。

このカーブはあくまでも「集団（統計）」の話で、個人差は当然ながらあります。高齢になっても幸福感が向上しない人たちも残念ながら存在します。

では、どのような人たちの幸福感は低いのか？　という研究も当然ながらなされています。その大きな要因の一つは「家族をもたないこと」です。つまり、家族をもたない人たちのU字カーブは、もつ人たちのカーブを（多くのデータでは大幅に）下回ります。

ここで注意したいのは、家族をもたない人たちでも幸福感はU字カーブを示し中年の危機もあるということです。その点でも、このカーブは人類の本質・原理らしいと言えるのですが、家族もちの人たちの**幸福感のU字カーブ**はほぼどの年齢でも上になる、つまり、家族をもっている人たちの幸福感は概して（ほぼ一生）高いんです。

ここでも、人類の本質・原理の重要性が浮かび上がってくることに気付いたと思います。先にも強調したように、家族を形成するのは人類社会の大きな特徴・本質で、短くても200万年以上の進化的歴史があります。その特徴・本質に即して生きることが幸福感を高めるのです。

　かくして、幸福感のU字カーブを高めるのには、家族をもつ（家族と過ごす）という、「普通のこと」をしていればいいわけです。

○既婚者の自殺率は未婚者より60〜70％も低い

「家族は幸福感の源」というのは、あくまでも進化的な原理・本質です。何度か言ってきたように、科学者は価値観的なことには興味がないので、「だから、家族を作るべき」などといった思想的なことなどを言うつもりはありません。ただ、**原理や本質を理解していないと不幸になる**ことがあることには留意した方がいいと思います。

　もはやかなり前（２０１４年４月）の新聞記事になりますが『「卵子老化」もっと早く知っていれば、社会に響く夫婦の慟哭《どうこく》』といった記事を見て、驚きました。

　その記事はある夫婦の実話らしいのですが、記事の趣旨は「加齢に伴って卵子が老化することを知らず、妻が30代後半から40代半ばまでの年齢で不妊治療に膨大なお金を費やしたものの子供ができなかった。もっと早く『卵子の老化』を知っておけばよかった」ということです。

　私的には「加齢による卵子の老化を知らないなんてあり得ない」と驚きでした。卵子の老化は「閉経後長生き問題」や「祖母効果」とも関係する原理なので、誰もが知っていると思っていたからです。

子供を作ろうが作らなかろうが、そんなことは私的には（科学者として）ドーデモイイことです。好きにすればいい。ただ、「卵子の老化」を知っているかどうかは「好きにする」上でも重要です。

知らないで子供を作れなくなってしまうのか、知っていて子供を作らないのか、両者には大きな違いがあります。

ちなみに、**女性の生殖力のピークは23歳頃**で、その頃から33歳くらいまでが（進化的・基本的な）生殖適齢期です。33歳頃から卵子の老化は加速し始め、卵子の染色体異常などが右肩上がりに急速に増え始めます。

近年ではさすがに「卵子の老化」は周知されてきていますし、「卵子の減少」や卵子以外の生殖系の老化、あるいは、男性の「精子の老化・減少・異常化」も一般的に知られてきているので、状況は変わってきましたが、正確な知識・理解は生き方にも関わることは間違いないと思います。ですが、好きにすればいいことです。

家族と幸福感の結びつきも同様です。このことは知っておいた方がいい原理・本質であると私的には思います。幸福感が高いと精神疾患や身体的疾病に罹《かか》りにくいので、家族をもっと抑うつ状態やうつ病になりにくく、健康の程度も高いことも実証されています。日本の中高齢者でも、**既婚者が自殺する確率は未婚者より60〜70%も低い**です。しかし、家族を実際に作るかどうかは個人の自由で、やはり好きにすればいい。

家族を作らない「シングル」に関しても同様です。幸福感は主観ですし、また、科学的調査では「個人差があること」が前提です。なので、シングルのまま生き続けたら必ず不幸になる、なんていうことは科学的には言えません。実際、「シングルでも幸福」というデータも欧米で得られています。

ただ、主観的には幸福でも、抑うつ状態やうつ病、あるいは認知症になる確率はシングルの方が高いというデータがかなりあることは知っておいた方がいいと思います。脳に有害なストレス物質もシングルでは相当に多いです。日本の中高齢者の調査でも、シングルの自殺率は既婚者の2〜3倍ほど高い、というデータがあります。

離婚に関しても同様です。せっかく家族を作っても短期間で（科学的には5年ないし10年以内で）離婚するのは原理から外れます。そのせいもあって、「離婚はマズイ」という研究は以前から多数あります。端的に、離婚するとうつ病を含めた精神疾患や自殺などのリスクが大幅に高まります。世界11か国650万人規模の調査で、離婚が大きな死因になっていることも示されています。

離婚は子供にもかなり強い悪影響が及び、両親が離婚した子供は問題行動を起こしたり精神疾患に罹ったりする確率が高まることが以前から（多数の調査研究で）分かっています。つまり、離婚は子供の問題行動と精神疾患のリスク要因です。「リスク」ですから、離婚すれば全ての子供でそういうことが起こるわけではありませんが、子供の将来を案じるなら注意した方がいいでしょう。

ちなみに、夫婦間不和も子供の脳に相当な悪影響になります（離婚並みの悪影響です）。夫婦間不和が強いと子供の知能が10ポイントも下がるというデータもあるくらいです。なので「不和なら、離婚によるリスクはあるけれど、離婚すべき」という意見もあります。

とはいえ、高齢者ではたとえ不仲でも結婚している方が認知症になりにくいとか、高齢で離婚すると特に男性では不幸になる確率が高いというデータがあります。つまり、**高齢での離婚は不幸や認知症のリスク要因**になります。やはり、高齢での離婚は避けた方が無難だと言えます。

また、祖母効果を踏まえた場合、少なくとも女性は子供を作った方がいいかもしれません（そうしないと、直系の孫をもてませんから）。子供の数に関しては、子供の数が多いほど老化が遅くなるとか、2〜3人がベストで脳年齢も最も若くなるとか、調査研究は様々ですが、「2〜3人」という研究データが比較的信頼できるので、その程度がいいかもしれません（ちなみに、日本での既婚女性の生涯子供数〈合計結婚出生率〉は2人ほどで、この傾向はここ何十年も続いているので、こんなことをわざわざ言わなくても、これまた普通にしていることのようです）。

こうしたことは原理と結びついている現象・データではありますが、科学者はやはり価値観には興味がないので、好きにして下さい。

その他にも家族関係のハウツー的なことは色々ありますが、この辺にしておきます。ただ、「家族の長期的形成が幸福感進化の大きな理由の一つ」ということは原理として知っておいた方がいいことは重ねて強調しておきますね。

○人のつながりを大切に!?

幸福感のU字カーブも家族形成も、共通点があります。もはやあえて言うまでもないでしょうが、人類の進化的原理・本質に即している、ということです。

「原理の原理」を「メタ原理」と難しく言うことがありますが、**原理に基づく原理的な方法が脳にも身体にもプラス**なんです。いわばメタ原理的な方法ですね。ここで重視している「幸福長寿」にもメタ的な方法が適しています。

私たち科学者は世に流布している雑多な「健康法」や「幸福になる方法」などは軽視す

る傾向がありますが、中には原理に基づいている方法があり、その場合は興味深いです。「良くない項目・状況」に関してもそうです。

中高齢者で「良くない」とされる大きな項目・状況に「孤立・独居」があります。確かに、孤立や独居は（個人差は当然ありますが）「最悪」といっていいほど脳と体に悪影響です。寿命も大幅に縮まりますし（免疫系自体も悪化します）、認知症になる確率も高まります。孤立や独居は心身に相当な悪影響なのは間違いありません。

なので、孤立し独居している高齢者に訪問介護を続けたところ、心身とも健康になった、やはり**人のつながりは重要**、といった話もあります。

こうした事例報告に私としても異論はありません。ただ、「やっぱり底が浅いなぁ」と（密かに）思いもします。

もし「人のつながりが重要」なら、例えば、入院したっていいわけです。入院していると毎日数回も看護師さん（大多数は明るくて優しい！）が来てくれて大事にしてくれます。だとすれば、訪問介護よりももっと健康になってしかるべきです。もちろん、病気で入院する場合なら（病気の種類や進行状態にもよりますが）身体はより健康になることは当然でしょう。

それなら、入院は脳機能にも良さそうですが、脳にはどうか？　というと、中高齢者が入院すると脳機能・認知機能はむしろ低下する、という実証研究が少なからずあるんです。

つまり、「人のつながり」や「人との交流」だけでは、脳機能の維持・向上につながるとは限らず、むしろ低下することがあるわけです。中高齢者では人のつながりが重要、というのは、やはり底が浅いとしか言いようがありません。

では、孤立や独居が「最悪」なのはそもそもなぜでしょう？　家族がいないから、というのがその原理的な答えの一つです。

人類社会の基本的で重要な単位は「家族」です。なので、家族形成とその維持が幸福感や「幸福長寿」を促すことは前項で強調した通りです。入院が脳機能に良くない理由の一つは家族から離れるからですし、離婚によって認知症になりやすくなるのも家族関係の解消が一因です。

ただ、孤立や独居が最悪な理由は、家族解消だけではありません。

これまでも何度か述べてきたように、**人類は典型的な社会性動物**で、しかも、非常に長生きします。また、家族を基本単位とします。そこで独特な社会を何百万年間も作ってきました。氏族社会です。複数の家族が集まった100人程度の（メンバー間の遺伝的つながりがそれなりに強い）社会ですね。

人類の進化的・基本的社会は氏族社会なんです。こうした社会では、社会内でのゴタゴタ・争いごとは社会内のメンバーたちの適応に不利か反します。お互いに協力し合った方が「公理（自分の遺伝子の存続・拡散）」に即しています。氏族社会の間でも良好で密な社会コミュニケーション・助け合いがある方が適応的です。

こうした理由（氏族社会内・間の適応を高めるため）もあって、他の動物に類を見ない協調性を人類は進化させてきました。人類はあまりに協調的なので「超協調（ハイパー・コーポレーション、hyper-cooperation）」という言葉が冠されるほどです。

人類の協調性は遺伝的なもので、社会協調に関わる脳領域もハッキリと（生まれながらに）あります。なので、協調性は幼児でももっていて、助け合いなどの協調的な行動をかなりします。幼児から正義感ももちます。

孤立や独居が脳に相当な悪影響を及ぼす大きな原理的理由は、こうした進化的な協調的社会関係から離れてしまうせいなんです。

実際、**子供や若者では、強い孤独感で脳が悪い方向に変化**し、うつ病などの精神疾患につながりかねないことが多数の研究で示されています。精神疾患にならないまでも、学校や会社などから脱落してしまったり、引きこもりになったりする可能性が高まります。孤独感を打ち消すのに有効なのは「友情」で、子供や若者では協調的な友人関係が幸福感の大きな源になっています。

では中高齢者ではどうか？　というと、中高齢者での人間関係と幸福・脳機能との関係に関する研究は実はかなり遅れています。

例えば、**寄付をすれば一時的にも幸福感が高まる**とか、感謝の気持ちを書くことが幸福感を高める簡単な方法、といった調査研究があって、これらは「人類の本質的協調性」と整合性があるので興味深いですが、こうしたことは中高齢者に限った話ではありません。また、幸福な人たちと一緒にいたりＳＮＳで交流したりすると幸福になれる、なんていう（当然すぎる）研究もありますが、これもまた、中高齢者に限ったデータではありません。

○人類の進化とボランティア

ただ、やはり進化的原理に基づいた（メタ原理的な）営為が中高齢者でも有意義らしいです。分かりやすいのは、若者と同様「友人との交流」でしょう。

人間は協調性の高い社会性動物ですから、若い頃のみならず、どの年代でも親しい友人が（例外はありますが）複数います。ただ、中高齢では仕事関係のせいもあって親しい友人と会う頻度には個人差がかなり出てきます。その個人差を50歳、60歳、70歳という三つの年齢で調べ、その後の脳機能・認知機能の変化や認知症になる程度を調べた、という研究があります。

この研究の結果はあえて言うまでもないでしょうが、友人と交流する頻度が高い中高齢者ほど脳機能は維持ないし向上し、認知症にもなりにくい、ということです。具体的には、1か月に1度よりも1週間に1度、1週間に1度よりも週に数回、そして**最良なのはほぼ毎日友人と会う**ことです。

ただ、これではあまりに当然すぎるので、この研究ではどの年齢での友人交流の頻度が最も重要なのか、という点も調べています。その年齢は60歳です。60歳でほぼ毎日友人と交流していると、その後の脳機能にかなり良い効果をもたらし、認知症になる確率が減ります。同様の効果は50歳や70歳でも見つかりましたが、最も効果的なのは60歳だったんです。ちょうど高齢に向かう頃ですね。

脳機能の衰えはともあれ、認知症になるのは多くの場合70歳以降です。60歳頃の社会的接触の程度が10年以上先のこと（認知症発症率）を予測できるというのは重要な発見です。しかも、「人類の高度な社会協調性」という本質とも整合性があります。

中高齢者での社会的接触（友人たちとの交流）は、例の結晶性知能との関係でも重要です。社会的接触が豊富であれば、知識と経験という記憶がおのずと増えます。結晶性知能の「基礎」はそうした記憶です。友人たちから色々教わったり、趣味に付き合ったりするのは結晶性知能の向上にかなり良いことです。実際、多様な活動をすると記憶に関係する脳領域が強く活動しますし、幸福感が高まることも実証されています。なるべく多様な活動を友人たちとすることは相当に良いことだと言えます。

ちなみに、COVID-19下の環境では「友人たちとの密な交流」を直《じか》にするのは難しいかもしれませんが、ＳＮＳでの友人との交流でも相当に意義深く脳の一部も発達することが示されているので、**オンライン上での友人との交流でもＯＫなはず**です。

ただ、こうしたことだけでは「内輪的な仲良し集団」の域を出ないかもしれません。長老効果とも無縁に近いとも言えます。そこで浮かび上がってくるのが「ボランティア活動」です。

企業などの組織の上位にいて、高齢になっても「会長」や「相談役」になるのは長老効果との関係で良いことです（ただし、閑職的・名目的な高地位だと脳機能はむしろ急速に衰え脳萎縮の速度も速い、というデータがあるので注意して下さい）。政治家になるのはもっといいかもしれません（やはりきちんと仕事する限りにおいて）。

しかし、当然ながら多くの人たちがそのような地位・立場に就けるわけではありません。定年を迎えて退職し、組織から離れる人たちが大多数でしょう。

そういうこともあって、２０１０年代から注目されているのがボランティア活動なんです。

今、あえて２０１０年代からと言ったのには、ちょっとしたわけがあります。日本人の皆さんはにわかに信じられないかもしれませんが、人間は本来（進化的に）道徳的で協調的で親切な生き物であるという「共通了解」が欧米諸国ではそれまであまりなかったようなのです。

人間の本性は利己的・自分勝手で、基本的に意地悪。競争好きで攻撃性も高い。そんな本性をオブラートで包むように紳士性のような道徳性を教育や慣習を通して身につけるようにしている、といった認識が欧米では主流だったらしいんですね。

ところが、２０１２年にカナダのバンクーバーで開かれた米国科学振興協会の会議で「そうではない。その認識は科学的に間違いだ。人類やその他の社会性動物の一部は『公理（遺伝子の存続・拡散）』の実現のために協力し合う必要があるため協調性を進化させてきた。つまり、人類は（他の社会性動物の一部も）科学的な観点に照らして**本質的に道徳的で協調的だ**」といった主張が著名な進化生物学者によってなされたのです。しかも、この主張はわざわざ一般向けのニュース記事にもなりました。

日本人の多くはある種の遺伝子のせいもあってかなり協調的で、やや悪く言えば「集団主義」的なところがあります（日本人を含めた東洋人の脳では、協調性に関わる脳領域が発達しているというデータもあります）。規範や道徳を遵守する傾向が強いことも遺伝子レベルで示されています。そのせいもあって、例の**COVID-19の際でも、日本人はかなり規範的・道徳的に生活してきた**と言えます。

歴史的に見ても、日本では誇り高く礼儀正しい、という美徳も何百年も前からあったようです。かの吉田松陰にしても「凡そ生まれて人たらば宜しく人の禽獣に異なる所以を知るべし」とか「人は生まれつき善なのだから、心の中にその種は必ずある」あるいは「至誠にして動かざる者はいまだこれ有らざるなり」と言っていましたし——そもそも、他人をあえて（自発的に）教育するなんていうことは、高い協調性のなせる業です。

なので、「人間の本性は意地悪で競争好き云々《うんぬん》」という共通認識が欧米では21世紀になっても続いていたというのは日本人としては奇妙に思うでしょう。

かく言う私も科学的観点から「人類の大きな進化的特徴は超協調性」ということをもっと前から知っていたので（というか、そういう科学的理論も実証も20世紀後半からあったので）、やはりかなり驚きました。２０１０年代にもなって、しかも科学者集団の集まりで、人類で特に重要な「協調性・助け合い」という進化的本質・特徴がわざわざ科学的に明示されて一般向けニュースにもなったわけですから……。

ボランティア活動に関する諸研究が２０１０年代頃から多くなってきたのは、「人類の本質的協調性」が欧米の科学者や一般市民の間に広まってきたからだとはむろん断言できませんが、その頃から「単なる社会活動」ではなく「協調的な社会活動」が実践的方法として注目され研究が進展してきたのは事実です。その代表的活動がボランティア活動です。幸福感は、中年の危機を脱した後は、全体として見て右肩上がりなので、何も特別なことはしなくていいと先に言った通りです。

ところが、ボランティア活動をしていると、その上がり方がとても高くなるんです。ちょうど「家族なし」と「家族あり」での幸福感の右肩上がりの程度差に似ています。

ボランティアの本質は自発的で協調的・助け合い的な活動です。社会のため**他者のために自発的に自分の能力に応じて活動する**ということで、これが幸福長寿の王道になるわけです。

ここでふと思い出したことがあります。「負ひ持つ業に励ましめ給ひ家門高く身健やかに世の為人の為に尽くさしめ給へと恐み恐みも白す」という神棚拝詞の一節です。この一節は、幸福長寿の王道を知らしめるためのものなのかもしれません。というか、人類の本質・原理が凝縮されていて、驚かされます。

「狩猟採集的な生活」は脳にいい？

前項で神棚拝詞の一節をつい思い出したせいか「これでもういいや」という気になってきました。「家族」も「超協調性」も（つまりは人類社会の本質が）この一節に適切に表現されていて、ここであれこれ書くのはそれこそ冗長ではないですか（科学者は論文執筆をするせいもあって、冗長性をかなり嫌うんです）。「人間のあるべき生き方」も端的に示されていて、さすが、神様というか……、まいったもんです。

とはいえ、神棚拝詞だけではさすがに不十分なので、幸福長寿に結びつくその他の原理的な方法を簡単に列挙してみます。

その際に（これからの話で）原理にしたいのは「狩猟採集」です。人類は**進化的・本質的に狩猟採集民族である**、ということです。

以前にも述べましたが、人類はその進化的歴史の95%以上の長期間にわたって狩猟採集を行ってきたとされていますし、現代でも「人類の原型」に近い民族は狩猟採集民族です。

人類進化の長きにわたって行われてきた狩猟採集が脳機能のみならず幸福長寿に関係しない、という方がむしろ考えにくいというものです。

実際、例えば、アマゾンの狩猟採集民族では80歳頃でも「血管年齢」は先進国での50歳ほどで、それ相応の認知機能を保っていて、認知症自体もないかあっても稀、という調査があります。２０２０年代でも同様な研究があって、アマゾンの狩猟採集民族では、欧米の中高齢者よりも脳が若く、脳老化の速度も欧米人に比べて70%も遅い、というデータが得られています。やはり、「狩猟採集的な生活」が脳に良いことは間違いないようです。

こうした文脈で、まず取り上げたいのは「座りがちな生活の悪影響」です。

２０１０年代頃からの研究で、しかも複数の論文があるのですが、「ＴＶを長く見るほど寿命が縮まる」といったことが報告されました。ある研究では**25歳以降でTVを1時間見る度に21・8分寿命が縮む**、という試算すら出していました（あるいは、ＴＶを生まれてから毎日6時間見ていると4・8年短命になる）。

ＴＶの見すぎは脳機能を低下させる、という研究報告もありましたから、「ＴＶの長期間視聴は脳機能を低下させ、そのせいで身体機能も低下し、短命になるんだ」と納得する人もいたようです。さすがに、マトモな科学者たちは納得はしませんでしたが……。

ＴＶ視聴と一口に言っても色々な要素があります。まずはコンテンツです。幼少期での研究では、アニメ系は確かに脳機能の発達にマイナスですが、バラエティ系はむしろプラスです（生身の人たちの豊富な社会関係や感情表現などを視聴するせいらしいです）。

中高齢者ではＴＶコンテンツの良し悪《あ》しの研究はほぼないのでハッキリしませんが、芸術を見聞きすることは脳機能にプラスというデータがありますから、芸術系のＴＶコンテンツは中高齢者の脳機能には良いかもしれません。また、20分ほど笑うと記憶力が一時的にも（約40％も）高まりストレスも下がる、という研究があるので、お笑い番組で笑いまくるのは少なくとも悪影響ではないでしょう（当該研究でもお笑い動画を使っていました）。日常的によく笑う高齢者ほど「要介護」になるリスクが低いというデータも得られていますから、**お笑い番組はやはり有意義**かもしれません。また、ストーリー性のあるドラマなら、過去の出来事や人間関係を覚えておかないとストーリーを理解できませんし、複雑に張り巡らされた伏線から今後の流れを推論することもあります――こうした行為は高次脳機能をかなり使うので、脳に悪いとは想定しにくいです。

　ＴＶ視聴では視聴する姿勢も様々です。大抵は座って見るでしょうが、いわゆる「カウチポテト」的な場合もありますし、座りながら菓子などを食べることもあります。その菓子の種類も様々です。ジャンクフードを食べながらカウチポテト的にＴＶをだらだら見ていたら、肥満にもつながります。そして、肥満は健康と長寿の大敵で、かつ、脳を小さくするほどの悪影響さえあることが実証されています。

　その他、ＴＶ視聴には色々な要素があるので、「ＴＶ視聴は良くない」という言い方は少なくとも科学的ではありません。そういうこともあって、過去のデータを調べ直したり、新たにきちんとしたデータを集めたりして分かったことがあります。「座り過ぎは良くない」ということです。

ＴＶ視聴もコンテンツによっては悪影響らしいのですが、コンテンツよりもむしろ座る時間の長さが問題のようです――ＴＶは通常座って見ますから。

座り過ぎが身体に悪影響なことは直感的にも明らかだと思います。疾病的には糖尿病や心臓疾患のリスクを高めることが実証されています。そのため、座りがちな生活は死亡率を高めます。

○座ってもすぐに立てるか

世界54か国で実施された調査によると、**全死亡者の約4％が長く座ることによる**、というデータもあります。その際の「座る長さ」は54か国を対象にしたせいか思いの外短く、1日3時間以上です。死亡者の4％が1日3時間以上座ることが原因で亡くなったということです。さらに（さすがにそういう人は珍しいと思いますが）1日に11時間以上座っている人は、4時間未満の人に比べて、死亡リスクは40％も高いという調査報告もあります。

加齢・寿命のバイオマーカーであるテロメアも、座りがちだと短くなり（加齢が早くなり短命になる）、逆に、座り時間を短縮すると長くなる（長寿になる）というデータも得られていますから、座りがちな生活は健康長寿にかなりの悪影響を及ぼすことは間違いありません。

では、脳機能への影響はどうか？　といえば、良いはずがありません。座り過ぎがリスクになる糖尿病と心臓疾患は共に認知症のリスクを高めるくらいなので、当然でしょう。

ただ、当然そうなことも「本当か？」と疑い調べたがるのが科学者の性ですから、**座ることと脳との関係**に関する研究もそれなりにあります。その結果はもちろん「悪影響」です。

その悪影響は、記憶力低下などの脳機能への悪影響に留まりません。脳の構造にも相当な悪影響をもたらします。

もちろん、脳の全ての構造に悪影響が及ぶのではないのですが、やはり、記憶（特に新しい記憶の形成）に関係する脳領域が小さくなります。小さくなる程度は毎日座っている程度と相関があって、座る時間が長いほど小さいです。その脳領域は認知症でも小さくなりますから、座りがちな生活は認知症のリスクを高めると言えます。

本書では（この章でも）原理・本質を重んじています。「座ることの悪影響」をあえて述べたのは、「原理・本質と反することは良くない」という原理（メタ原理）を示すのに分かりやすいからです。

ここで重視している「人類の進化的本質」は狩猟採集です。狩猟採集では食性（何をいかに食べるか）ということは相当に重要で、研究者たちも食性にかなり注目してきました。その辺の話は後でするつもりですが、忘れがちなことがあって、その代表が「狩猟採集ではあまり座らないし座り方も違う」ということです。

私たちが思い浮かべる（日常的にしている）「座る」というのは、「座りがちな生活は良くない」というデータを出してきた研究者たちが（無意識にも）対象にしてきた座り方です。家の中で安心しきって座るような座り方ですね。ところが、**狩猟採集での座り方**はそのような座り方ではありません。

狩猟採集の途中でももちろん座りますが、野外で、しかも、敵や獲物がいつ出没するか分からないような状況での座りです。しかも、長く座り過ぎたら居住地に戻る時間を逸する可能性もあります。なので、あまり座らないか、座っても、すぐに立てるように座るんです。進化的にも同様だったらしく、諸研究を参照すると、現代先進国での「家の中での安心しきった座り方」とは明らかに違っていたようです。文章ではうまく表現できないのですが、木や岩などに背を付けていても、膝を曲げて足の筋肉が緊張しているような座り方です。

では、こうした進化的な（狩猟採集的な）座り方が実際に良いのか？　という研究も少ないながらもあって、しゃがんだりひざまずいたりするような（足の筋肉緊張が伴う）座り方が健康に良い、とか、足の筋肉の緊張で脳の発達が促されるらしい、というデータが２０２０年代でもあります。

なので、少なくとも座りがちな生活を「普通」と思わず、座るにしても座り方を工夫するのが脳機能や幸福長寿には大事だと言えます。

通常の仕方で座るにしても、3時間未満にする、というのが目安になります。3時間以上座ると（先述のように）死亡率が上がり、逆に、**1日の座位時間を3時間未満にすると寿命は2年ほど延びる**、という試算があります。とはいえ、価値観その他の要素があるので「座るのは1日3時間未満にしろ」とはあえて言いませんが、「座りがちの生活は良くない」という認識は持った方がいいと思います。

それに、肥満の人はともあれ、家の中でも私たちは実はあまり座っていないんです。それこそ普通にしていれば、家の中をあれこれ（無意識にも）歩いています。座るときも、多くの場合、脚の筋肉をそれなりに緊張させています（正座やそれに近い座り方がその例ですね）。

なので、やっぱり「普通にしていればいい」「好きにすればいい」といった言い方が適当でしょう――ただ、「3時間ルール」は念のため知っておいた方がいいかもしれません。

○ウォーキングは記憶力も向上させる

座りがちの生活の悪影響を強調すると、「要するに運動しろということだろう。運動の良さなんか常識ではないか」というごく当然の意見（反論？）が返ってくると思います。

この辺に関しては、「運動時間とは無関係に座る時間が伸びると死亡率が上がる」と言うだけで十分でしょう。あるいは、「座りながらでも運動はできるが、それではほとんど意味がない」という事実を強調する方がいいかもしれません。

実際問題として、上半身のストレッチはもちろんのこと、腕を含めた上半身を使った有酸素運動も座りながらできます。

ここで問題にしたいのは、そのような運動は脳機能に限ってもほぼ無効果であり、それはなぜか？　ということです（そういった運動は認知症の予防効果ももちません）。「運動は脳にいい」というワケではないんです。

こうしたことは研究者の間では常識ですが、意図的に隠してきたわけではありません。脳機能の向上にしても、**ストレッチ体操などは無効果**な一方で有酸素運動は効果がある、ということはいわば前提で、その前提から研究をしてきた、という傾向があります。
ただ、有酸素運動で特に効果があるのは「歩く、走る」といった**足を使った運動**であることは、あえて強調してこなかったと言えるかもしれません。ラット・マウスなどでの動物実験では四肢運動が主流ですから、ことさら強調するまでもないでしょうし……。人間において「足を使った有酸素運動の特徴」が分かってきたのは比較的最近なので、あえて強調する根拠も必要性もなかったとも言えます。

読者の皆さんの大多数は専門家ではないでしょうから、「運動の良さ」に関する論文を精査する必要はありませんし、「脳と運動」関係の論文に限っても多数あるのでアクセスするのも大変でしょう。ただ、今述べたような視点からその種の諸研究を見ると、良いとされる有酸素運動のほぼ全てが「歩く、走る」であることが分かるはずです。

今世紀初頭から２０１０年代にかけてそういう研究が増えてきていて、脳科学的に有名なのは「高齢者が有酸素運動を続けると、記憶に関わる脳領域が大きくなり記憶力も改善する」という論文です（２０１１年）。

この研究での有酸素運動は、高齢者を対象にしたこともあって、歩くこと（ウォーキング）です。運動の程度は１日40分週３日で、その程度のウォーキングを続けた高齢者グループでは数か月から１年ほどの期間で記憶に関連した脳領域が右肩上がりに大きくなったのです。記憶力も当然ながら向上しました。

一方、ストレッチ体操をした高齢者グループでは、むろん、脳は大きくなりませんでした――高齢者なので実験期間中（1～2年）に記憶関連脳領域は小さくなった（萎縮した）ほどですし、記憶力も低下し続けました。

歩くという有酸素運動（ウォーキング）は加齢に伴う脳萎縮化を逆転させ記憶力を改善させた、つまり、**脳の構造と機能を若返らせた**ワケで、その点でも有名な研究です。

あ、また言い忘れていた、というか補足しておきますね。これまでも多少は言及してきましたが、人間の脳は40歳代頃から加齢に伴って萎縮する（小さくなる）んです。このことは脳科学者の間ではほぼ常識で、一般の方でもそうかもしれません。

ただ、加齢に伴う脳の萎縮に関してはかなり複雑な事実や議論があって、ややこしいのですが、ごく簡単に整理をすると、（1）加齢で萎縮するのは脳の全ての領域ではなく、一部の脳領域にほぼ限られる、（2）ある脳領域が萎縮すれば、その脳領域が担う脳機能は概して低下するが、低下しないこともある、（3）脳の萎縮の程度やその速度には飲酒や食生活、運動不足などの生活習慣が相当に関与する、（4）萎縮の程度や速度には個人差が大きく、高齢者でも萎縮しないどころか拡大することもある、（5）70歳以上でも脳の神経細胞は増える、（6）認知症では脳の多くの領域がかなり萎縮し、多様な脳機能が低下ないし障害される。

認知症は病・疾患ですから、認知症での脳の萎縮をあえて考慮しないでこれらの諸点を踏まえると、「加齢に伴う脳の萎縮は人類の本質か?」という根本的な疑問が出てきます。

本書は一般書なので、こうした疑問・科学的命題に関する議論は控えますが、「加齢で萎縮するはずの脳領域もウォーキングをしていれば萎縮が止まるどころか大きくなり、その脳領域に関係する脳機能も向上する」というデータは相当に重要なことです。

同様の研究はその後もかなりあって、例えば、高次脳機能に関わる（加齢で萎縮するはずの）**脳領域が、ウォーキングをよくするほど大きくなり認知機能低下も抑えられた、**というデータが、かなり高齢の人たち（平均年齢約80歳）での研究で得られています。

○狩猟と脳と酸素の関係

高齢者での研究では（身体の負担も考慮して）ウォーキングを採用することが多いですが、中年などではジョギングがよく使われます。そして、もちろん、ジョギング（1日20～30分で十分）でも脳への好影響は明確で、例えば、記憶力などの知的能力にしても数か月で50％も向上するというデータがあります。

要するに、歩行（ウォーキング）と走行（ジョギング）は脳に相当に良く、脳機能のみならず脳構造を発達させる効果をもつのです。

そして、この効果の進化的原理はもはや言うまでもないでしょう。狩猟採集です。

そもそも人類の基本的特徴は直立二足歩行で、ついで二足走行です。このことは当然すぎて意識もしないかもしれませんが、**直立しての二足歩行と二足走行は人類の最大の特徴**です（脳の大きさなんかよりも）。そして、狩猟採集では歩行と走行が必須です。現代の狩猟採集民族たちにしても、たくさん歩き、必要に応じて走ります。

狩猟採集のためにたくさん歩き走ったのに脳機能が低下したら、狩猟採集はうまくできません。むしろ、歩き走ることで短期的かつ長期的に脳機能が向上する方が狩猟採集にはプラスです。そのため、「共進化」が歩行・走行と脳機能との間で起こってきたとみなせます。つまり、高度な脳機能と歩行・走行は進化的に結びついているんです。

ちなみに、研究者もさすがにバカではないですから「ウォーキングやジョギングが脳に良い進化的根源は、狩猟採集生活にある」という主張も２０１０年代後半くらいから出てきています。「狩猟採集生活の過程で、脳は有酸素運動を必要とするように進化してきた」という説もあります。

学説はともあれ、それこそ普通に歩き、走っていれば、脳は発達し、記憶力を含めた脳機能も高まるんです。そうして発達した脳をうまく使った歩き方・走り方をすれば、さらに良いと言えます。高度な歩行・走行が伴うサッカーやテニスなどが脳機能を改善させるという近年のデータはこの文脈を踏まえれば納得できます。

逆に、宇宙飛行などにおいて無重力状態にいると（足を重力に逆らって使う運動が激減するので）脳に悪影響が及ぶことも実証されていて、これも理に適っています。

念のため補足すると、歩き過ぎ、走り過ぎはかえってマイナスです。

狩猟採集的運動としての歩行・走行がいくら脳に良いとはいえ、狩猟採集では年がら年中歩いたり走ったりしているわけではありません。狩猟には「魚狩り」もあったようですが、その際にはさすがに歩いたり走ったりしてはいません。獲物を待ち伏せしているときもそうです。

そういう観点で「運動のし過ぎはかえって良くない」という研究データを見ると、納得できるというものです。具体的には、中高齢者では1日あたり20分〜1時間程度の運動（歩く・走る）が幸福長寿には最適というデータがあります。もっと少なくても多くても良くないので、「逆U字カーブ」などと言っています。物事には程度というものがある、ということですね。

というわけで、**1日あたり20分〜1時間程度歩くか走るだけでいい**です。毎日がメンドーなら「週に2〜7時間」を目安にして下さい（ちょっと幅がありますが、諸研究を総合するとこうした値になるんです。より正確には2・5〜7・5時間ですが、そこまで厳密にする必要はないでしょう）。そして、普通に生活していれば、週にその程度は歩いたり走ったりしているはずです。

あまりに運動しない人や逆に運動し過ぎる人たちは週に2〜7時間程度にするのがよいと思いますが、多くの人はやはり普通に生活しているだけで「歩く・走る」という点でも幸福長寿になるはずなんです。

とはいえ、「週に何時間も（2時間ほどでよいとはいえ）歩いたり走ったりするのはメンドーだ」という人もいるでしょう。メンドーではなくても、仕事や身体の都合などで実践できない人はかなりいると思います。

そうした方々に推奨できるのは、ビタミンCです。

ビタミンCは（人類の進化的栄養素だということもあって）脳にも身体にも相当に良い働きをするのですが（認知症予防効果ももちますし）、**ビタミンC摂取が運動と似た有益な効果を特に心血管系にもたらす**ことが実証されています。

また、中高齢では（特に50歳頃から）筋肉の量が減っていき、これが中高齢での脳機能低下のかなり大きな要因ともなります。運動の良さには「筋肉量の維持・増加による脳機能の維持・向上」という側面もあるんですが、**ビタミンCは中高齢者の筋肉量の維持を促す**ことが分かっていて、この点でもビタミンCは運動と似た効果をもちます。

運動できない場合はビタミンC、ということですね（運動している方にも、もちろん、お勧めできます）。

○緑環境と森林浴

歩行・走行の良さの進化的原理は（くどいですが）狩猟採集です。ただ、歩行・走行以外に、狩猟採集と密接に結びついている環境があります。草原や森林などの「緑環境」です。

本章で強調しているのは「普通の生活」ですが、そうした生活に緑環境は組み込まれているはずです。家の中に観葉植物があったり、庭に草木が植えてあったり、あるいは歩いたり走ったりする際に公園などの緑環境を選んだり……。

なぜでしょう？　緑ある生活や環境はそれこそ普通で当然のことかもしれませんが、では、なぜ人間は緑環境を求めるのか？　多くの人はなぜ緑が好きなのか？　仕事場にも観葉植物を置くことが多いのはなぜか？　やっぱり不思議です。

ただ、この不思議さは私たち哺乳類の起源と進化を踏まえれば、容易に解けます。多くの哺乳類は約2億年間も緑環境と共に進化してきたということです。人類が属する霊長類に限っても6000万年以上です。これほど長期にわたって進化的結びつきがある環境は、他にあまり想定できないくらいなのが「緑環境」なんです。

もし緑環境が脳や身体に良くないなら、緑環境を避けるという性質を進化させたはずです。しかし、そうではなく、緑環境が**脳や身体に良いので緑環境を求める**という性質を進化的に保持してきていて、現代でもそうだとみなせます。

このことは、「脳機能と狩猟採集的運動（歩行・走行）の進化的結びつき」と原理的には同じです（家族形成と幸福感の共進化とも似ています）。

というわけで、緑環境によって脳や身体に好影響が及ぶことは当然のことでしょうが、当然と思われても研究したがるのが科学者の性ですから、緑環境の良さに関する研究は多数あります。

そうした研究でのテーマとして欧米で比較的多いのは「癒し効果」です。これには、IT革命などによる「自然離れ」が、少なくとも欧米では相当な問題意識として関与しています。

こうした問題意識の中で、日本に昔からある療法的行為が緑環境との関係で注目されてきました。「森林浴」です。

森林浴は伝統的に健康増進や癒し効果があるとされてきましたが、客観的エビデンスがなければ迷信にすぎません。似たような風習は日本以外でもあるものの、日本の森林浴に関しては科学的研究がきちんとなされてきたので、それ相応に注目されてきたという経緯があります（でなければ、科学的に注目されるはずがありませんけど）。

ここでは関連論文の詳細は専門的になるので例によって端折《はしょ》りますが、**森林浴によってストレスホルモンが下がり、免疫系が活性化**され、さらに脳の一部の活動が下がる、というのが主要な発見です。

ストレスホルモンが下がれば「癒し効果」につながりますし、免疫系が活性化すればがん予防を含めた「健康増進」が期待できます。森林浴での脳の活動変化のデータは、脳科学的には「緊張感の軽減」を示すので、その意味で「癒し効果」が脳レベルでもあると言えます。

○フィトンチッドの癒し効果

森林浴の研究は「有効成分・媒介物質」を示したという点でも注目されています。

森林浴は森林見学ではなく「浴」が中心です。温泉の湯に健康上の有効成分があるように（ほぼない温泉もかなりありますけど）、森林の中に有益な媒介物質があってしかるべきです。健康増進効果や癒し効果を媒介する物質ですね。

そうした媒介物質としてエビデンスが比較的しっかりしているのは「フィトンチッド」です。

植物は動けませんから自分に**害をなす昆虫や微生物（細菌など）を避ける**のは大変です。そこで植物はフィトンチッドという芳香性の物質を出して、自分にとっての害虫・微生物をガードしたり殺したりするんです（フィトンチッド、phytoncideという名称は、「植物」を意味するphytonと「殺す」を意味するcideから来ています）。

このフィトンチッドが、人間では免疫力向上や脳活動の変化を促すことがほぼ実証されています。森林では（木々のみならず、木を害する虫や微生物も多いので）フィトンチッドが豊富に放出されています。森林浴の「健康増進効果」「癒し効果」を媒介する主要な物質はフィトンチッドであることは間違いないようです。ちなみに、フィトンチッドは古木が多い森林（原生林など）で比較的多いため、森林浴をするならそうした「奥深い森林」でした方がいいでしょう。

ただ、「緑環境」は様々ですし、草木のある公園に多少行くだけで（５００ｍ歩くだけでも）ストレスが軽減され精神健康が上向くことも実証されています。そうした「軽度の緑環境」では多量のフィトンチッドは期待できません。だとすればフィトンチッド以外になんらかの媒介物質があってしかるべきです。

○骨を強くするビタミンD

そうした媒介物質として代表的なのは「紫外線」です。山林や公園などの緑環境に行けば、それ相応の紫外線に曝《さら》されますから、代表的、というか、分かりやすい媒介物質だと思います。

紫外線は皮膚がんや美容などとの関係で嫌われ者（？）の感がありますが、人類に限っても必須な光・電磁波です。

もし紫外線が有害か無用なら、紫外線が少ない地域に進出した人類たちの皮膚の色は**紫外線を避けるべく黒いままだったはず**です（アフリカで誕生した現生人類の祖先の肌は黒色系でした）。しかし、緯度が高い地域の民族ほど（北半球ならより北方の民族ほど）皮膚の色がより淡いのはなぜか？　といえば、高緯度のせいでより少ない紫外線を皮膚から吸収しやすくするため、という進化的理由が相当に関与したせいです（なので、肌の色の濃度は連続的なものですから、黒色人種、白色人種、黄色人種などの区別は非科学的な極論です。また、肌の色は今述べたような適応進化と結びついているので、肌の色で人を差別するなんていうことは論外というか、唖然《あぜん》とすることです）。

さらに、皮膚は紫外線によって「快感物質」を分泌する仕組みまでもっています。「紫外線を浴びることは有益だから、なるべくそうするように紫外線で快感物質が出るようにした」という進化的仕掛けですね。

紫外線が有益な理由として伝統的に重視されてきたのは、ビタミンDの生合成作用です。皮膚で吸収された**紫外線によってビタミンDが作られる**ので、ビタミンDは「太陽のビタミン」と呼ばれるほどです。

ビタミンDはカルシウムの吸収を促しますから、骨の維持・形成に必須です。高齢者では骨が弱くなることが多いので特に重要です。その他、免疫力を高めることでインフルエンザや風邪などの感染症に罹りにくくするとか、肥満、糖尿病、高血圧、がんなどのリスクを下げるといったデータもあります。

また、うつ病や自殺率を下げる効果をもつとか、さらに、認知症の予防効果をもつという報告もあります。感染症の一種であるCOVID-19でも予防効果があるというデータがかなり出ています。

ビタミンDは「太陽のビタミン」で、人類は進化的に紫外線を必要としてきたとはいえ、現代では、紫外線を浴びなくても、それなりの食材（魚介類など）やサプリメントでビタミンDを摂取することができます。

だとすれば、ビタミンDを増やすためにはそうした食材やサプリメントで十分で、あえて紫外線など浴びなくて良いとも言えます。あまりに過度な紫外線は（エネルギーが強いので）さすがに健康上有害な側面をもちますし……。

されど紫外線、なんです。

○脳の活動にも太陽光がいい

ビタミンDの有益性を調べるには（現代では、食材やサプリメントなどでビタミンDは十分に摂取できるので）あえて紫外線を考慮する必要はありません。そこで、紫外線抜きにビタミンDの有益性を調べ直したり、新たに研究したりするうちに分かってきたことがあります。ビタミンD以外に紫外線には有益性がある、ということです。

ビタミンDは確かに有益です。しかし、**食材やサプリメントでビタミンDを十分に摂取**しても、その有益性が再現できないことがより近年の研究でかなりあるんです。認知症の予防効果がその一例で、ビタミンDの摂取量と認知症の発症率とはほぼ無関係、というデータが近年になって出ています（なので、認知症予防ではビタミンC摂取は推奨されていますが、ビタミンDはあえてされていません）。ビタミンDが有効とされてきた肥満や高血圧でも同様です。

しかし、「紫外線の有益性」は否定されず、再現され続けています。先述した「ビタミンDの有益性」のほぼ全てが、適度な紫外線で得られます。さらには、ビタミンD摂取では認められない有益性も分かってきています。認知症予防に関しても、ビタミンDよりも紫外線、なんです。

かくして、紫外線の有益性にはビタミンD以外にも「有効成分」がある（紫外線＝ビタミンD＋α）という仮説が近年になって出てきて、実証研究もそれなりに進んできました。そうした研究は（有効成分の名称を含めて）かなり専門的ですし発展途上でもあるので、例によって詳細は省きますが、脳に限っても**脳活動に重要な物質（複数）が紫外線によって増える**んです。紫外線よりも波長が長い可視光でもそういった物質が増える可能性があるので、単に「太陽光」という言い方をする場合もあります。

つまり、認知症予防や脳機能改善、さらには幸福感向上に関しても「紫外線を含む太陽光が有益」というのが最先端の研究成果です。

○緑の中で読書する

ここでは緑環境を主題にしています。緑環境では適度な紫外線が普通に浴びられるので、紫外線にも言及してきた次第ですが、今述べたことも相当に意識していました。「紫外線を含む太陽光の有益性」ですね。そして、紫外線以外の太陽光の中でも「緑色」が「脳の癒し」に有効なのは、多数の研究で明らかになっています。

例えば質の良い睡眠にも緑色が効果的で、緑色を1時間ほど見てから寝ると入眠時間が短くなり睡眠の質も良くなることが示されています。

脳は「見ているもの」から相当に影響を受けます。緑色自体が良いくらいですから、緑の景観を見ることは良いことばかりです。

その種の研究で有名なのは「緑の景観がより見える病室の患者ほど手術後の経過が良好で退院も早い」というデータです。これはかなり昔（20世紀後半）の研究ですが、同様の研究データは比較的最近でも得られています。

こうした特殊な環境（病室）ではなくても、家などの建物の窓から緑がよく見えるだけでストレスが軽減され、精神健康が良くなりますし、**注意力などの脳機能が向上する**ことも実証されています。高校生を含めた子供では、窓から緑の景観が見える教室で学ぶ学生は学業成績が良いという調査研究もかなりあります。緑の景観はそれほど脳に（身体にも）良いということですね。

緑環境には光や景観のみならず「音」も含まれますが、自然環境の音によって、脳が癒されるのは当然として、消化器系の活動が良くなるという研究があります。自然環境での弁当が美味しく感じられる一因として音があるようです。

一方、人工環境の音（ビル街や道路の音など）を聞くと、少なくとも脳レベルでは**不安障害やうつ病の状態と似た脳活動**を示します。クルマの往来が激しい大通りの近くに住んでいると人工的な騒音のせいで脳機能が下がり、認知症のリスクが高くなる、というデータもあります。音が緑環境の良さの「有効成分」の一つであることは間違いないようです。

このように、緑環境には様々な「有効成分・媒介物質」があり、それらが総合されて多大な有益性をもたらすワケです。

私を含めて基礎系研究者は、原理を重視しつつメカニズムや要素・要因を特定したいので、分析的に考え研究したがる傾向があります。「分解したがる」と言ってもいいです。緑環境の良さの原理・本質は明確ですが、詳細な理由・要因はいまだ不明な点があって、基礎研究者としては気持ち悪いですが、総合的・実践的には緑環境の良さは疑いようがありません。

緑環境の良さで特筆すべきなのは、他の方法を増幅ないし促進させる効果です。

例えば、中高齢者での結晶性知能向上には読書が相当にいいのですが（知識などが増えるので）、緑環境で読書する方がその効果は高いです。精神健康に良いとされる小説の読書に関しても、緑環境の中で20分ほど小説を読むだけで精神健康が向上するというデータもあります。

前に、歩いたり走ったりすることの良さを強調しましたが、緑の中での歩行・走行はもっと効果があります。歩行・走行の効果に緑環境の総合的良さが加わることで、効果が増幅されるわけです。高齢者の脳機能・結晶性知能にしても、緑環境での歩行・走行でより高まります。精神健康の向上には、**緑地でのわずか5分間の運動で十分**、というデータさえあります。

緑環境の効果に関する「時間」として、研究的に有名なのは3日です。通称「3日効果」といいます。3日ほど緑環境の中でキャンプなどして過ごすことで、脳が癒され脳機能が大幅に向上する、という効果です。仕事に重要な創造力は50％も向上する（仕事の生産性も上がる）ので、少なくとも欧米ではかなり注目されています。

○オフィスを観葉植物で満たす

3日効果は「都会生活で疲弊した脳状態を本来の（自然な）脳状態に修正する」という意味で「自然修正」とも言われています。例の「森林浴」も2〜3日間が適当とされていますから（数時間でもＯＫというデータもありますけど）、3日効果（自然修正）は森林浴と似ています。ただ、３日効果は脳機能の向上や仕事の生産性向上に重点が置かれている点が、森林浴の研究とは多少違います。

緑環境が仕事にもそれほどいいなら、仕事場・オフィスを観葉植物で満たしたらどうか、という実証研究もされています。「満たす」というくらいですから、**各社員の机上に一つ以上の観葉植物**、という緑環境が良くて、オフィスの片隅に数個程度の観葉植物では無効果です。観葉植物で満たした際の効果は３日効果ほどではないとはいえ、仕事の生産性がかなり向上します。

この生産性向上には、緑環境による個々人の脳機能向上のみならず、攻撃的対立の低下や協調性の向上などの人間関係の良好化も寄与しています。緑豊かなオフィスだと人間関係が協調的・協力的になるということですね。

今述べたことと多少関係しますが、地域社会などのコミュニティレベルで緑環境の影響を調べた研究もあります。

そうした調査研究によって、緑が貧弱なコミュニティでは攻撃性が高く、非協調的で、孤独性が強く、各種犯罪が多い、その一方で、緑豊富なコミュニティではコミュニティ意識自体が高く、社交的で寛大、協調性が高く助け合いも多く、犯罪は少ない、といったデータが得られています。

もちろん、この種の調査研究では人々の収入や教育レベル、社会的地位などを考慮して（統計的に処理して）結論を導きますから、緑環境によるこうした差異には地域住民の社会経済的地位などは無関係です。ちなみに、「コミュニティレベルでの緑環境の良さ」を考慮して都市計画をしたらしい都市もあって、**緑化政策で有名なシンガポール**がその代表例らしいです。

○緑環境が普通にある日本はスゴイ

こうして見ると、「脳・身体と緑環境の進化的結びつき」という原理はやはり相当に根強いと言うしかありません。人類が関わるほぼ全ての事柄・本質に、緑環境は好影響をもたらすからです。

人類はがんを含めた疾病や感染症などに対抗するために免疫系を進化させ、高血圧や糖尿病、心血管疾患などにならないためのストレス耐性・恒常性などの仕組みをもち、狩猟採集や社会関係を適切に行うために高次脳機能（そのベースとしての脳の癒しも）を高めつつ高度な協調性を進化させてきた……。

そして、人類の進化的特徴・要請に応じて幸福感を抱くようになり、さらに、高齢になっても伸びる実力としての結晶性知能を発達させてきた……。それら全てに緑環境は好影響をもたらし、これらを向上させる方法を増幅することもある……。まさにメタ原理的でスゴイとしか言いようがありません。

と、まあ、基礎系科学者としては、原理通りだとつい感動してしまいますが、本章で重視している幸福長寿に限っても、緑環境が相当に重要なのはあえて強調するまでもありません。

ちなみに、こうした原理や諸研究データを踏まえて、「緑環境にアクセスするように」といった推奨が欧米ではよくなされます。

しかし、日本の読者の皆さんはこんな推奨とは無関係に、ごく普通に緑環境と縁が深い生活を送っているはずです。家の中に観葉植物を置いたり、庭に草木が植えてあったり、公園などの緑の環境で歩いたり走ったりする……、といったことですね。

日本では緑環境はまさに普通にあるので、緑環境を踏まえても**普通に生活していれば幸福長寿になる**と言えるわけで……、かなり長く書いてきたのが何か虚しくなってきました。

第4章 ○

強い脳をつくるには何をどう食べるか

○地中海式ダイエット＋ダッシュ食＝マインド食

脳の健康や幸福長寿には「食」も当然ながら深く関係するので、本章では食について話したいと思います。その際には、例によって進化的な原理・本質を踏まえた食が要になります。

人類が属する霊長類の食性は、昆虫食主体のサルたちを除くと、「葉食性」と「果実食性」に大別されます。人類と近い大型類人猿もそうで、ゴリラなどは葉食性で、葉をもっぱら食べていますが、チンパンジー類は基本的に（肉も食べますが）果実食性です。

私たち人類も基本的に果実食性です。ただ、人類進化の過程で狩猟を進化させて肉や魚をかなり食べるようになりましたが、果実食がやはり基本になります。

なので、脳や身体を健康に保つには、果実食性の食材としての**果実や葉（野菜）**、**穀物**、**豆**、**ナッツ**などを主体にしつつ、たまに肉や魚を食べていれば十分です。つまり、進化的に適切な食材の組み合わせがまさに適切なんです。

こうした観点からまず取り上げたいのは、「脳にとって最良の食」とされている地中海食です。

「地中海食」は確かにスゴイ食なんですが、ただ、この名称だと地中海沿岸諸国で一般的に食べられている食の全てが脳にいい、と誤解される可能性があるので、科学的には「地中海式ダイエット」と呼ぶことが多いです（ダイエットは、本来、食または食性のことです）。

地中海式ダイエットだけでも脳に相当にいいのですが、特に中高齢者での「脳の健康（認知症予防を含む）」を重視して比較的最近（２０１５年）考案されたのが「マインド（ＭＩＮＤ）食」です。

これは、地中海式ダイエットを主体としつつ「ダッシュ（ＤＡＳＨ）食」を組み合わせた食です。ダッシュ食は**高血圧を止める（下げる）食**のことです（ＤＡＳＨ＝Dietary Approaches to Stop Hypertension）。高血圧は脳機能低下のみならず認知症のリスク要因でもあるので、ダッシュ食は脳の健康にもいいんです。

そこで、地中海式ダイエットを主体にダッシュ食を取り入れて「脳の健康により良い食」「脳老化を遅らせる食」さらには「認知症を予防する食」として考案されたのがマインド食です――「ＭＩＮＤ」は「地中海」を意味する「Mediterranean」を筆頭に、「脳老化を遅らせる（あるいは認知症を予防する）」といった趣旨の「Neurodegenerative Delay」が入った名称がフル名称です（ＭＩＮＤ＝Mediterranean-DASH Intervention for Neurodegenerative Delay）。

名称のせいで分かりにくくなるのはそれこそ本末転倒なので、ここでは「マインド食」を「地中海食」と呼ぶことにします。マインド食は地中海式ダイエットを多少改定した程度の食で、また、「マインド食」では直感的に分かりにくいからです。

その地中海食では、**脳に良いとされる10種類の食材**を推奨しつつ、避けるべき5種類の食材を挙げています。

推奨されているのは、（1）緑の葉野菜（週に6食以上）、（2）他の野菜（少なくとも1日に1食）、（3）ベリー類（イチゴやブルーベリー、ラズベリー、ブラックベリーなど：少なくとも週に2回）、（4）ナッツ類（週に5食以上）、（5）豆類（少なくとも週に4回）、（6）全粒粉（オートミール、シリアル、玄米、全粒小麦のパスタやパン：少なくとも1日に3食）、（7）オリーブオイル、（8）魚類（少なくとも週に1回）、（9）鳥類（鶏肉や七面鳥肉：週に2回以上）、（10）ワイン（特に赤ワイン：1日に1杯）。

一方、避けるべき食材は、（1）バターとマーガリン（1日大さじ1杯未満）、（2）チーズ（週に1回以下）、（3）赤身の肉（牛肉や豚肉、羊肉など：週に3食以下）、（4）揚げ物（オリーブオイル以外を使ったジャンクフードを含む）、（5）スウィーツ類（ケーキやアイスクリーム、クッキー、ドーナツなど多数：週に4回以下）。

これらの食材に含まれる成分・栄養素は（専門的で煩雑になるので）省略しますが、それにしても……、脳・身体に影響する食・栄養素に関する多数の（数十年間の）研究成果を踏まえて導かれた食としての地中海食が、結局は（予想通りとはいえ）、「人類の進化的食性に即した食」であることはやはり強調すべきでしょう。

地中海食では、狩猟採集の「採集」で得られる（あるいは目標となる）食材が主体となり（推奨食材の１～６：７のオリーブオイルも果実食で得られます）、「狩猟」で得られる食材（８と９）が組み合わさっています――さすがにワインは非進化的ですが、熟したベリー類と栄養成分的には似ています。

避けるべき食材は、赤身の肉を除いて、ほぼ非進化的な食材で、原理的にそれなりに納得できます。狩猟では獣肉を得ることは稀な御馳走《ごちそう》だったらしいので、「たまに食べる」という点では問題ないはずですし、**週に２５０ｇ程度の肉は脳機能にプラス**、というデータも得られているので、やはり納得できます。

原理的なことはともあれ、地中海食の良さは、多数の調査研究で裏付けられています。身体的にはがんをはじめとして、心血管疾患や高血圧、糖尿病、あるいは肥満などの予防・改善効果をもちます。

○非進化的な西洋食より地中海食

地中海食は中高齢者での脳の健康を大きな目的としているので、脳レベルでは脳機能の改善、脳老化の予防・改善、認知症の予防効果をもつことは当然です。

例えば、地中海食をどの程度忠実に守って食生活を送っているかを調べると、地中海食への忠実度の点数が高い高齢者ほど脳機能はより高く、脳もより大きいというデータが欧州での5000人規模の調査研究で得られています。もちろん、地中海食に忠実な中高齢者ほど精神的に健康で幸福感も高いことが分かっています。

また、70歳以上の高齢者で脳の大きさの変化を3年ほど追ったところ、地中海食に忠実ではない人の脳はかなり小さくなる（萎縮する）一方で、忠実な人では脳の大きさの変化は少ないというデータもあるので、**地中海食は高齢者の脳の大きさを長期的に維持する**効果をもつようです。

身体や脳の健康には腸内細菌が相当に関与していることは常識だと思いますが、地中海食は「腸内細菌叢《そう》」にも良い影響を及ぼします（腸内細菌叢とは、多様な腸内細菌群の有機的・生態的集団のことです）。

例えば、地中海食を1年間続けたところ、良い腸内細菌が増え、悪い腸内細菌は減少し、腸内細菌叢は全体的に良くなったという報告があります。地中海食の良さには腸内細菌叢の良好性も寄与しているということですね。なので、**腸内細菌叢を改善するチーズ類**はむしろよく食べた方がいい、というデータも最近では出てきています。

こうした諸研究・データを踏まえれば（他にも多数あります）、地中海食が脳に限っても相当に良いことは明らかで、本書で重視している幸福長寿に関しても「王道的食」と言えます。近年では（２０１９年）「地中海食は世界で最も健康的な食」とされるのもうなずけるというものです。

というわけで、「ぜひ地中海食を！」とここで強く勧めるかというと、例によって「好きにすればいい」というのが基本的な考え方・態度です。

これには「食生活という価値観的な側面があることには、科学者は（推奨はしても）あまりコミットしない」ということの他に、研究バイアスや民族差という科学的な観点もあってのことです。

研究バイアスに関してはあえて言うまでもないことだと思います。基礎研究ではほぼないことですが、実践的・実用的研究ではバイアスがしばしば生じます。

食はその典型で、地中海食に関する大規模な調査研究は、そういう食がポピュラーだったり国家的に推奨されていたりしている地域・国でしか実際上できません。地中海食に関しては欧州が主流で、ついで米国やオーストラリアなどです。欧米では食関係の研究者は多いので、質の高い研究論文も当然ながら多くなり、どうしてもバイアスが生じます。食関係では国やその外郭団体などの助成を受けている研究も多いので、ここでもバイアスが出てきます。「地中海食は世界で最も健康的な食」という科学的見解・表明はまさにバイアスがかかったものです。

食の民族性も重要なことです。「紫外線」との関係でも述べましたが、人類はアフリカを出てから様々な地域に進出しつつ適応し、身体や脳の特徴を多少なりとも適応的に変化させてきました。先述した皮膚の色はその例で、紫外線量に応じて変化させました（紫外線量が少ない北方地域では淡色系などに）。同様に、進出した地域に応じて食性（ダイエット）を適応的に変化させてきたのは当然のことです。

地中海はアフリカのすぐ北の地域で、現生人類の「進化的な適応的食」に近いのが原型的な地中海食だとみなせます。その一方で、**非進化的で現代的な食の典型**が「西洋食」です。

多量の肉や油、スウィーツ、ジャンクフードなどを日々消費する高カロリー食は進化的にはあり得ない食です。ＢＭＩ30以上（肥満）の人が人口の30％以上を占めることなども（米国ですね）、進化的には想定できないことです（ＢＭＩ＝Body Mass Index、体格指数、ないし、肥満度指数：体重〈kg〉を身長〈m〉の二乗で割った値。体重70kg、身長1・70mなら、$70 \div 1.70^2$で、約24。身長1・70mでBMI30以上〈肥満〉の人の体重は約87kg以上）。

そういった非進化的な西洋食が脳にも身体にも良くない、ということは以前から分かっていました。知能は近年、欧州の一部の国では右肩下がりで低下しているのですが、その一因として「西洋食の普及」が示唆されています。認知症の世界的増加（特にアジアや発展途上国での増加）に関しても同様です。また、当然ながら、西洋食を続けると寿命のみならず健康寿命も大幅に短くなります。

そこで、西洋食を軽減しつつ地域的・民族的に現実的な食として提案されたのが地中海食なんです――欧米系の良好・推奨食ですね。このことは、地中海食に関する研究のバイアスを踏まえても推測できることです。そもそも、**オリーブオイルとワイン**が「世界で最も健康的な食」に入っているのも、現代世界のグローバル化を考慮しても、極論でしょう。

あくまでも進化的・原理的な観点から言えば、民族的・地域的に適応的な食がある、ということです。その一例が「伝統的な地中海食」で、それをベースに科学的な地中海食（マインド食）を発展させてきたわけです。近年注目されている「インド食」もそういった民族的・地域的な適応的食だと言えます（インド料理で多用されるスパイス類などが、認知機能低下や認知症の予防効果をもつことは周知の通りです）。

○日本食を定義すると

ここで、やはり、取り上げたいのは「日本食」です。伝統的な日本食も、民族的・地域的な適応的食だとみなせるからです。

ちなみに、「日本人を含む東洋人の腸は、西洋人より長い」というのは全くのフェイクとはいえ（腸の長さに関係するのは、民族などではなく、当然でしょうが、体格です）、「食生活は身体を変える（遺伝子を変える）ほど、適応進化と結びついている」という考え自体は間違っていません。

伝統的な日本食の主食は米ですが、米を主食とする民族は**米を適切に食するための遺伝子（複数）を進化させてきた**ことが分かっています。食性は適応進化の要ですから、食性進化・変化に遺伝子変化が伴わない、と考える方が非科学的です。

日本食の良さはそれこそ常識だと思います。欧米の研究者たちも、以前は「日本食の良さ」にかなり注目していました。日本食を主体にして改良すれば「世界で最も健康的な食」も考案できたかもしれません。

しかし、日本食の食材などを踏まえると、この試みは困難でした。とはいえ、「日本では食の西洋化に伴って認知症が大幅に増加した。伝統的な日本食を維持していれば良かったのに……」という欧米系研究者の意見（嘆き？）は今でも散見されます。

「万病の元」とされる肥満に関しても、日本人の肥満率の低さはやはり以前から注目されています。ＢＭＩ30以上の肥満の人は日本では成人人口の5％未満を今でも保っていて、先進国では最低レベルです。その大きな要因はやはり食生活にあるので、この点でも日本食の良さはほぼ明らかです。

ただ、「日本食」と言っても（欧米の研究者たちはあまり意識してこなかったようですが）、日本国内の地域などによって食には違いがあります。

脳科学から見て、例えば、納豆は脳に相当に良くて、脳老化や認知症の予防効果ももちます。伝統的な日本食で主食であった米も、やはり、脳にはかなり良く、**ごはん（白米）を毎朝食べている子供の方がパン食の子供より一部の脳領域が大きく、知能も高い**、というデータがあるほどです。

しかし、白米は日本全体で主食に近いとはいえ、パン食派の人も多いです。沖縄では長らくサツマイモが主食でした。納豆に関しては、同じ本州でも関西では不人気であまり食されていません（総務省の調査では、納豆の購入額は関西の2府5県全てが全国平均より下で、最下位は和歌山県です）。

となると、「日本食とは何か?」という疑問が出てくると思います。「科学的言説では定義が最重要と言いながら、日本食を定義しないのはけしからん」と言われても仕方ありません。

確かに「日本食」には科学的にも曖昧さがあったのですが、2005年に農林水産省と厚生労働省が共同で考案・公開した「食事バランスガイド」のおかげで、「推奨される日本食」がそれなりに明確になりました。これは、経緯的には地中海食（伝統的な地中海食をベースにした改良版的食）とやや似ていて、**伝統的な日本食をベースにした改良版日本食**ないし日本用推奨食とみなすことができます。

ここではその日本用推奨食を「日本食」と定義します。

食事バランスガイドは周知されているはずなので、具体的内容・食材は煩雑さを避けるために省略しようと思ったのですが、地中海食と同列に扱うのがフェアでしょうから、簡単に列挙します。ただ、何というか、役所的というか、その中身はかなり冗長・不明確で、「避けるべき食材」も明記していないので、科学的には悩ましいですが……。

主食（ごはん、パン、めん類、1日五～七つ）、副菜（野菜、キノコ、いも、海藻料理、1日五～六つ）、主菜（肉、魚、卵、大豆料理、1日三～五つ）、牛乳・乳製品（1日二つ）、果物（1日二つ）、菓子・嗜好《しこう》飲料（適度に）、水・お茶。

食事バランスガイドでは、これら7カテゴリー（主食、副菜、主菜、牛乳・乳製品、果物、菓子・嗜好飲料、水・お茶）のバランスと量、さらには重要度を「コマ（spinning top)」のように図示していて、主食が最も上に、菓子・嗜好飲料が最も下（コマの先端）に位置しています。

主食が最重要なので比較的多く食べて（ついで副菜）、菓子・嗜好飲料は最も少なくしろ、といった意味ですね。こうしたバランスが崩れるとコマはうまく回らない、といったイメージです。ちなみに、**水・お茶は、必須な食品**として、コマの「軸」として描かれています。

より具体的な食材や量などの詳細は、当該「食事バランスガイド」とその関連情報を参照してほしいのですが、日本用推奨食にしても、地中海食と同様、「人類の進化的食性に即した食」であることは、原理通りというか予測通りです。

原理はともあれ、せっかく日本用推奨食として食事バランスガイドができた以上、このガイドへの「忠実度」と健康との関係を調べたくなる、というのが研究者の性というものです。そうした調査研究は、このガイドが公開された4年後（２００９年）から行われていて、２０１６年には8万人規模の調査研究があります（対象地域はもちろん日本です）。

その研究では、食事バランスガイドへの忠実度を4段階のスコアに分けて解析していますが、より忠実である（忠実スコアが高い）ほど死亡率が減少し長寿になる、という結果でした。15年間での死亡率は、最も忠実なグループは、忠実ではないグループよりも約15％も低いことも分かりました。

同様の調査研究は２０２０年代でも論文になっていて、日本食により忠実なグループはそうではないグループに比べて全要因の死亡率は14％、心血管疾患による死亡率が11％低下するという結果でした。その論文でも「白米、味噌《みそ》汁、海藻、漬物、緑黄色野菜、魚介類、緑茶の摂取量が多く、牛肉・豚肉の摂取量が少ない」という組み合わせを最良の日本食としています。

日本食（日本用推奨食）が健康長寿につながることはほぼ明らかです。身体の健康は脳の健康と結びついていますし、また、日本食が軽減する心血管疾患は認知症のリスク要因なので、日本食は脳の健康維持効果や認知症予防効果ももつはずですが、このこともいくつかの調査研究で示されています――**良好な日本食だと認知症のリスクが2分の1以下に減る**というデータもあるほどです。日本食は脳にもいい、ということですね。

○ごはん、キノコと漬物――免疫力がUPする

日本食は確かに良いですが、身体や脳に良い「日本的食材」が強調されていないのは、

そこはかとなくもったいないので、ここでそういった食材をいくつか挙げておきますね。

ただし、あくまでも「バランス」「複数の食材の組み合わせ」が肝要なので、ある特定の食材を多量摂取しろ、という意味ではありません。なお、具体的な有効成分・栄養素は専門的で煩雑になるので、多少言及する程度にします。

まず、「主食（ごはん、パン、めん類）」に入っている「ごはん（白米）」です。

先に少し触れましたが、朝食でごはんを毎日食べている子供は、パン食の子供に比べて一部の脳領域が大きく知能も高いというデータが日本で得られているんですが、子供の脳の発達に良いことは概ね中高齢者の脳にも良いとみなせます。しかも、ごはん食で大きくなる脳領域は老化や認知症で特に萎縮する領域です。

また、米の栄養バランスは、地中海食で推奨されている全粒粉と似ていますし、植物性タンパクも比較的豊富です。植物性タンパクは死亡リスクを下げ、血圧や血糖値を良好にする効果をもつので、この点でも脳の健康にプラスです。ビタミンやミネラルのバランスも良く、**ごはん（白米）はかなり推奨できる主食**です。

「副菜（野菜、キノコ、いも、海藻料理）」では、まずは「キノコ」です。

キノコが前立腺がんのリスクを下げることは常識だと思います。具体例として、日本の中高齢男性約3万7000人の調査で、キノコを週に1～2回摂取している人は、週に1回未満しかキノコを摂取しない人に比べて前立腺がんを発症するリスクが8％低いというデータがあります。

この効果にはキノコに豊富に含まれる「エルゴチオネイン」という抗酸化物質が大きな役割を演じているようなのですが、この物質は脳の健康にも相当に重要なんです。

となると、キノコは脳機能の低下や認知症の予防効果をもつことが期待できるので、そのような研究もなされています。その研究ではいわゆる「軽度認知症」の罹患《りかん》率を60歳以上の人たちで調べたのですが、キノコを週に2回以上摂取している人は、1回未満しか食べない人に比べて、軽度認知症になる確率が50％も低下することを見つけました。

キノコにはエルゴチオネイン以外にも、脳の発達を促す成分や脳老化を保護する成分が含まれているので、**キノコは脳老化・認知症の予防効果をもつ**と言えます。もちろん、特殊なキノコでなくても良く、シイタケなどで十分です。

キノコは欧米でもかなり食されているので（マッシュルームなど）、日本的食材としてキノコが強調されていないのは仕方がないかもしれませんが、「漬物」が記載されていないのは奇妙な感じがします。発酵野菜としての漬物は「日本のスーパー食」と欧米では呼ばれるほどだからです。

そう呼ばれる理由は大きく二つあります。（1）漬物は生の野菜を「凝縮」したものなので、野菜を煮たり焼いたりすると失われてしまう有益物質（抗酸化物質を含む）が凝縮されて残存している（1本の漬物キュウリの食物繊維は、1日の野菜推奨摂取量の4分の1に匹敵するほど）、（2）漬物は植物性乳酸菌で発酵させるため、いわゆる「プロバイオティクス（脳や身体に良い影響を与える腸内微生物の総称）」の重要な供給源になり、腸内細菌叢を改善する（簡単に言えば、日本食用の良い腸内細菌を増やす）。

身体と脳の健康には多くの生野菜を食べることが必須ですが、生野菜を多量に食べるのはメンドーです。また、プロバイオティクスを意識的に摂取して腸内細菌叢を改善するなんていうこともやはりメンドーで、「どんなプロバイオティクスがいいんだ？」という疑問も出てきます。

漬物はこうした点をクリアーしているわけで、「日本のスーパー食」と呼ばれるのもうなずけるというものです。

とはいえ、漬物が欧米で注目されてきたのは比較的最近だというせいもあって、研究は残念ながら遅れていますが、**漬物が免疫力を高め、インフルエンザ感染予防効果などをもつ**ことなどは実証されています（なので、例のCOVID-19にも効果があるようです）。脾《ひ》臓《ぞう》がんの予防効果をもつらしいことも示されていて、もっと多くのがんに効果的かもしれないと期待されてもいます。

その他に、美肌効果や胃腸の健康化、糖尿病の予防・改善、さらにはうつ病の予防・改善の効果も示唆されています。糖尿病とうつ病は認知症のリスク要因なので、認知症の予防効果も期待できます。漬物による腸内細菌叢の改善は幸福感を高めるとする研究者もいるほどです。

「漬物の良さ」に関しては今後の研究がもっと必要ですが、**漬物の日常的摂取が健康長寿、さらには幸福長寿につながる**ことはありそうなことです。

○海藻——肥満を予防する

「副菜（野菜、キノコ、いも、海藻料理）」での「海藻」に関しては……、何というか、そのスゴさは常識のはずですから、あえて言及するまでもなく、食事バランスガイドでも特段に強調していないのも、そのせいかもしれませんが……、もしかしたら常識ではないかもしれないので、念のためあえて項を改めて言及しますね（海藻と一口に言っても多くの種類がありますが、ここでは煩雑さを避けるために、細かい分類名などはなるべく省略します）。

まずは、「万病の元」である肥満の予防効果です。

肥満のメカニズムは相当に複雑ですが、単純な肥満防止法は食べる脂肪量かその体内吸収量を少なくすることです。世界保健機関（ＷＨＯ）でも、肥満防止策として「脂肪の摂取制限」を挙げています。

ところが、脂肪の摂取は脳的に快感でもあるので、制限するのはなかなか難しいです。だとすれば、摂取した脂肪の吸収を削減すればいい、という発想での研究がそれなりになされてきました。そこで注目されている食種の一つが「食物繊維」です。

食物繊維は「腸による消化を免れる植物起源の炭水化物のグループ」のことです。食物繊維の良さはまさに常識だと思いますが、その良さの一つが、「摂取した脂肪の体内吸収を削減すること」なんです。

食物繊維と言っても色々ありますし、脂肪吸収を削減する程度も様々です。そこで、60種類以上の食物繊維と脂肪吸収との関係を調べた研究があるのですが、その研究で海藻起源の食物繊維が最も効果的に脂肪吸収を削減することを見つけたのです。体内で吸収される脂肪の量を75％も削減できる、というから驚きです。

海藻には食物繊維が豊富なことは常識だとして、**海藻起源の食物繊維がこれほどまで脂肪吸収を削減する**というのはスゴイことで、研究者たちは「ほとんどの肥満治療よりも身体が脂肪を吸収するのを防ぐ」と言っています。ステーキや焼き肉あるいはスウィーツなどをかなり食べても、海藻を一緒に食べれば脂肪の吸収が4分の1に抑えられるわけで、肥満予防・防止効果はスゴイと言えます。

肥満は欧米では社会問題にもなるくらいの大問題ですが、日本では肥満率が低いせいもあって「海藻の肥満予防・防止効果はスゴイ」と言ってもあまり注目されないかもしれません。しかし、不健康な（非科学的な）ダイエットをするよりは「海藻の適度な摂取」の方がよほどマシでしょう。

日本でも「非科学的なダイエット」は男女ともにそれなりに人気のようですが、女性に限っても海藻によるダイエットは推奨できます。海藻は**乳がんや子宮内膜がん、卵巣がんなどの発症率を低下させる**らしいからです。

また、男女ともに海藻は心血管系を健康にし、心臓病のリスクを下げることも示唆されています。肥満のみならず心臓病も認知症のリスク要因ですから、ダイエット目的ではなくても海藻を適度に食することは脳レベルでも推奨できます。

こう書いていても、「海藻がスゴイ？　それほど大げさに強調する話でもないだろう」と言われそうですが、海藻の栄養素・有効成分を踏まえると「海藻の良さ」は脳機能に限っても疑いないので、やはり強調したくなります。

この文脈で言及すべきなのは、海藻が人類の脳進化に果たしてきたらしい役割です。その役割はあまり「有名」ではないようですが、脳科学者の間ではかなり注目されています。

人類の脳は、２００万年ほど前から急速に拡大・発達し始めました。ちょうど二本足で走ること（二足歩行の次の段階としての二足走行）の開始時期と重なるので、二足走行自体が脳進化を促したことは（先に強調したように）間違いありません。

しかし、二足走行に伴う食生活の変化も脳進化には相当に重要だったことも、また、疑いようがありません。獣や鳥、魚などの狩猟が本格化したことによる食生活の変化はあえて言うまでもないでしょうが、「海辺へのアクセスによる海藻の摂取」も相当に重要だったようなんです。

海辺へのアクセスは、多くの場合、長距離を移動する必要があります。また、海辺は開放的なので相当に危険です。

ところが、２００万年ほど前に人類は二足走行を進化させたので、こうしたハードルが低くなりました。そこで、**海辺に行って海藻を食べたり居住地までもち帰って食したりする**ことが比較的容易になりました。そのせいで、海藻に含まれている多様な栄養素が摂取できるようになり、脳や知能のさらなる進化が促されたらしいんです。逆に言うと、脳や知能の進化的発達に必須な栄養素の摂取は海藻食なくしては不十分だったようなのです。

こうした「脳進化海藻促進説」の詳細や妥当性はともあれ、海藻に脳の発達や働きに必須な栄養成分が豊富に含まれていることは間違いありません。そのせいもあって、現時点で非常に有望とされる認知症治療薬は海藻由来の成分から作られています。

こうして見てくると、「海藻の良さ」を強調しないというのは、もったいない限りです。

○大豆――抗がん作用に注目

「主菜（肉、魚、卵、大豆料理）」で強調すべきなのは、まずは「大豆」でしょう。

ちなみに、「肉、魚、卵」と同列に大豆が入っているのは、奇妙に思われるかもしれませんが、「見識がある」と言えます。大豆は植物性タンパクの宝庫だからです（通常食べる豆の中ではトップクラスで、２５０ｇの大豆に含まれるタンパクは、１kgの羊肉や24個の卵に含まれるタンパクとほぼ同等です）。植物性タンパクが多い食は死亡率を下げるという報告も２０２０年代にあるくらいで、大豆はこの点でも良い食材です。

大豆の良さは植物性タンパクの多さに留まりません。「ミラクル・ビーン（奇跡の豆）」と称されるくらいに、大豆には健康に重要な栄養素が豊富に含まれています。例によって栄養素・有効成分の詳細は省きますが（有名なイソフラボンとレシチンだけではありません、念のため）、以前から注目されているのは**大豆の抗がん作用**です。

抗がん作用は動物実験で検証されることが多く、人間ではどうか？　という疑問が付きまといますが、大豆が前立腺がんや乳がん、あるいは骨がんに効果があるらしいという報告が欧米であります。

大豆は心血管系にも良く、コレステロール低下作用ももちます。特に良いのは発酵大豆食品としての納豆と味噌です。日本での調査では納豆をよく食べる人ほど心血管系疾患による死亡率が低く、**納豆と味噌の両方の摂取量が多いほど死亡率は低い**というデータが得られています。

脳は多量の血液を常に必要としています。脳老化の大きな要因の一つは加齢に伴う脳血流量の低下なので、心血管系に良い食材は概ね脳にもいいんです。

大豆もやはり脳に相当に良いようで、大豆食品を多く摂取する高齢者ほど脳機能・認知機能が高く、認知症になりにくいらしいという調査研究があります。納豆に含まれる物質が認知症を予防・改善するとか、あるいは、大豆のある種の物質が記憶力の低下を防ぎつつ向上させる、といった実験結果もあります。

大豆食品（特にその発酵食品としての納豆や味噌）の摂取量は欧米では比較的少ないせいもあって（大豆は元々東アジア原産ですし）、大豆の良さに関する研究は現時点ではさほど多くありません。しかし、近年では肥満や抗がん作用、認知症との関係で注目されてきているので、研究は今後さらに増えると思われます。

ちなみに、大豆は女性の長生き問題とも関係していて、大豆食品は更年期の症状を緩和する効果をもちます。女性の骨を強化し、骨粗鬆症《こつそしょうしょう》を予防・改善する効果ももつようなので、この点からも、女性高齢者には大豆食品はお勧めです。

○魚――脳機能を維持・向上させる

「主菜（肉、魚、卵、大豆料理）」で大豆以外に強調すべきなのは（地中海食と重複もありますが）、やはり「魚」です。

魚の良さはまさに常識でしょうから、ここでは主に脳に対する良さを述べます。というか、魚は「脳の食べ物（brain food）」とされるほどで、人類の脳進化にも（海藻類と同じかそれ以上に）重要な役割を演じてきました。

脳が進化的に発達したのは、魚食が（狩猟技術向上や環境によって）一般化したせいだという説は以前からあります。私たち現生人類の「いとこ」みたいな**ネアンデルタール人も魚をかなり食べていた**という証拠も近年得られています――ちなみに、ネアンデルタール人は現生人類の祖先と交雑したらしく、ネアンデルタール人の遺伝子の一部を現生人類も（日本人も）もっています（この種の遺伝子はCOVID-19にも関係していて、日本人がもつネアンデルタール人由来遺伝子の一部はCOVID-19重症化リスクを低減するという証拠があります）。ネアンデルタール人にしても相当に高度な脳機能をもっていたことが明らかになっていますが、その一因も「魚食」にあったようです。

魚が人類の脳進化を促したと仮説化されたり「脳の食べ物」と呼ばれたりするのは、脳の発育・発達や脳機能の維持・向上に重要な多くの栄養素が魚に多量かつバランス良く含まれているせいです。

魚はまさに胎児から高齢者まで脳に良くて、妊娠中に魚を適度に食べた母親の子供の知能は10ポイント近く高いとか、魚をよく食べる幼児ほど知能が高いといったデータは以前から（私自身の調査でも）得られています。

「東洋人の子供の知能が高いのは魚食のせい」という極論的で古い俗説も、比較的最近の調査研究で科学的説になっています。

例えば、東洋人での調査研究で、魚を比較的よく食べる子供は、あまり食べない子供に比べて知能指数（ＩＱ）が約5ポイントも高い、という結果が導かれています。また、**魚を多く食べる子供ほど協調性が高く学業成績も良い**ので、「幼児期から魚を食べるようにすべき」と推奨されています。

子供の脳に良いことは概ね中高齢者の脳にも良いという「法則」通りに、魚をよく食べる中高齢者ほど脳機能・認知機能が高いことは以前から分かっています。
脳構造レベルでの研究もかなり行われていて、魚をよく食べる中高齢者の脳はあまり食べない中高齢者の脳に比べて大きいというデータがあります。しかも、特に大きい脳領域は例の結晶性知能を担う領域です。さらに、魚をよく食べる人は抑うつ傾向が希薄で精神的に健康です。

魚が身体に良く健康長寿をもたらすことは多数の研究で示されていますから、魚が幸福長寿にとって重要な食材であることは明らかです。

こうした魚の良さは欧米でも常識なので、地中海食での推奨食にも入っているんです。その推奨摂取量は「週に1回」です。これでは少ないと思われるかもしれませんが、欧米では魚食は元々少ないので週に1回でも「よく食べる」ことになります（妊娠期間中の推奨量は、米国では週に３４０ｇ以上です）。

ちなみに、調理法に関する研究もあって、**煮魚と焼き魚が良くて、揚げ物や塩漬け、干物は比較的効果が少ない**です。ただ、揚げ物は「オリーブオイルで揚げるなら良い」という報告もあります。

「では天ぷらはどうなんだ？」という疑問を私ももちますが、残念ながら魚の天ぷらに関する脳科学的研究は現時点ではありません――「丸ごとの魚」がいいので、魚の天ぷらは、揚げる油にもよりますが、おそらく良いと思います。

○サプリメントにはくれぐれもご用心

ここで注意したいのは、魚の良さはあくまでも「魚」にあるのであって、魚に含まれる一部の栄養素・成分だけが良いわけではない、ということです。

基礎系研究者は「分析（分解）するのが好き」ということもあって、「魚の良さ」が示され始めた頃から有効成分の探求・同定が進み、その有効成分はサプリメントにもなりました。「オメガ3（ω－3）脂肪酸」ですね。

オメガ3脂肪酸は「多価不飽和脂肪酸」の仲間です。多価不飽和脂肪酸には長い炭素鎖があって、その末端を「オメガ（ω）末端」と呼びます。そのオメガ末端から3番目の炭素結合が初めて二重結合になっている多価不飽和脂肪酸をオメガ3脂肪酸と総称します。6番目が初めて炭素二重結合になっていれば「オメガ6（ω－6）脂肪酸」です。

魚、特に青魚のように脂肪が多い魚にはオメガ3脂肪酸が多く、しかもこの**脂肪酸類は獣肉などには少ない**です。オメガ3脂肪酸にも色々ありますが、注目されてきたのはＤＨＡ（ドコサヘキサエン酸）とＥＰＡ（エイコサペンタエン酸）です。脳には特にＤＨＡが豊富に含まれていて、ＤＨＡは脳の構造と働きに必須です（ＥＰＡは心血管系に有益で、その有益性のせいで脳にも良いことになります）。

魚食は身体や脳に良い、脳にはオメガ3脂肪酸（特にＤＨＡ）が多い、魚にはオメガ3脂肪酸が多い、だとすれば、オメガ3脂肪酸の日常的補給は脳に良い、というロジック・仮説が成立します。そして、この仮説を検証する実験や調査がたくさん行われてきました。

そうした仮説検証研究は、多くの場合、他の栄養素・成分の影響を排除するために「オメガ3脂肪酸サプリメント」を使ってきました。「魚油（fish oil）」を使うこともかなりありますが、魚油ではオメガ3脂肪酸以外の成分が含まれていますし、オメガ3脂肪酸を含めた各種成分の比率なども異なるので、ここでは魚油以外のオメガ3脂肪酸サプリメントに絞って話します。

初期の研究では、「オメガ3脂肪酸（ＤＨＡ・ＥＰＡ）の補給は脳に良い」という仮説はある程度実証されました。例えば、オメガ3脂肪酸サプリメントを毎日摂取し続けると脳機能・認知機能が向上するとか、老化による認知機能の低下が抑えられるとか、**認知症の予防効果をもつ**とか、うつ病が改善するとか……。

ところが、サプリメント関係の研究ではありがちなことですが（本来ならあってはならないことですけど）、こうした初期の研究の信頼性は概して（いくつかの理由で）低かったせいもあって、初期の研究結果の多くは近年では疑問視されています。

研究上の問題点はさすがにここでは触れませんが「オメガ3脂肪酸サプリメントはほぼ効果がない」というのが現時点での科学的コンセンサスです。

その理由には色々ありますが、分かりやすいのは「サプリメントのＤＨＡは概して脳内に入っていかない」ということでしょう。

脳に特に重要なオメガ3脂肪酸はＤＨＡです。脳には脳にとっての有害物質が入らないように「バリア」があります。ＤＨＡは有益とはいえ、サプリメントのＤＨＡの多くは化学構造上このバリアを突破できず、脳内に入れないんです（このバリアのせいで脳血液中から脳に入れない物質は他にも多くあります）。

実際、比較的最近（２０１９年）の論文でも「オメガ3脂肪酸サプリメントが脳内のＤＨＡ又はＥＰＡを増加させることを示す証拠はほとんどない」としています。

「脳の健康に良い」とされるサプリメントは他にもありますが、オメガ3脂肪酸サプリメントと同様に、科学的には無益なものがほとんどです。

近年ではアラキドン酸のようなオメガ6脂肪酸が注目されていて、「オメガ3脂肪酸＋オメガ6脂肪酸」サプリメントもありますが、魚にはオメガ3脂肪酸に加えて**オメガ6脂肪酸もかなり含まれている**ので、この種のサプリメントに比べても魚はずっと良いです。

サプリメント市場で急成長したビタミンＤも魚には多いですし、脳の健康に不可欠なビタミンB12も豊富です。その他、少なくとも数十種類もの有益物質・栄養素が魚には含まれています。つまりは、あくまでも「食材としての魚」が脳や身体にいいんです。

同様なことが他の大抵の食材でも言えます。先述した大豆にしても多数の有益物質・栄養素が含まれています。しかも、魚や大豆を含めた食材は、多くの場合、腸内細菌叢との複雑な相互作用があるので、少数のサプリメントでは同等な有益性をもち得ません。

ちなみに、有益どころか、過剰摂取で有害になり得るサプリメントもありますし、通常摂取でも有害性が示唆されているサプリメントさえあります。単独では無害でも複数が組み合わさると有害になるらしいサプリメント類もあります。

明らかに有害なサプリメントを除いて、サプリメントを全否定するわけではありませんが、やはり「適切な食材」がまさに適切なんです。高価なサプリメントを定期購入・摂取するくらいなら、**安価な緑茶を毎日飲んだ方がよっぽど良い**です——日本食にも合いますし。

○ポリフェノールはスーパーサプリメント

推奨されている日本食（食事バランスガイド）の「コマ」の軸は水とお茶です。

水に関しては「ミネラルウォーターは科学的にはほぼ無意味（水道水で十分）」といっ

た話でもしようかと思ったのですが（東京の水道水をペットボトル化したらバカ売れした、というケースもあるようですし）、サプリメントつながりでお茶、特に緑茶の話をします――紅茶やウーロン茶では脳科学的効果はほとんどないので。

緑茶は、むろんサプリメントではありませんが、あえて言うなら「スーパーサプリメント」とでも言うべき飲料です。

言い忘れていましたが、いわゆるサプリメント（supplement）は「栄養補助食品」のことで「補足（supplementation）」という意味合いが強いです。バランスの良い食事をしていないときなどに、足りない栄養素を補足する（supplement する）、といった感じですね。緑茶は有効成分的にかなりスゴイんですが、緑茶だけで生きられるわけではないですし、手軽に飲めるので、サプリメント的です。

緑茶はサプリメント的なので、あえて有効成分を挙げると、主要なのは没食子酸エピガロカテキン（epigallocatechin gallate）、略称ＥＧＣＧです。これはポリフェノールの仲間であるカテキンの一種です（ただし、例によって、緑茶全体には他の複数の有効成分が含まれています）。

人類の基本的食性は（くどいですが）果実食性です。地中海食でも日本食でも**推奨食に野菜と果物が入っている**のは、もちろん、多数の研究成果を踏まえてのことですが、進化的な食材である、という観点からもうなずけることです。

進化的食材としての野菜と果物に共通して豊富に含まれている化学物質の類はたくさんあって、その代表的一類がポリフェノール類です。

人類は進化的にポリフェノール類を必要としている、というか、豊富なポリフェノール類を摂取することを「前提」としているので、ポリフェノール類の一部は健康に必須です。

そのため、「植物由来の良い成分」にはポリフェノール類がかなり多いです。ゴマに豊富なセサミンも、ウコンに豊富なクルクミンもそうです。大豆関係のイソフラボンもやはりポリフェノール類です。地中海食で推奨されているワイン（特に赤ワイン）に豊富な**レスベラトロールもポリフェノールの一種**です。

緑茶にはポリフェノールの仲間としてのカテキン類が豊富に含まれていますし、その代表であるＥＧＣＧは強力な抗酸化物質なので、緑茶はまさにスーパーサプリメント的です。

○緑茶を１日３杯以上飲む

緑茶がスーパーサプリメント的に健康に良い、という仮説を踏まえた研究は20世紀後半から増え始め、２０２０年代でも研究は続いています。

そうした研究で「緑茶が効果的である、リスクを下げる」とされた病気等は多数あり、緑茶の良さを詳細に書くだけで一冊の本になるくらいです(実際にそういう洋書があります)。

なので、ここでは比較的信頼性の高い論文で改善効果が示された疾病などを簡単に列挙することにします。高血糖、糖尿病、肥満、内臓脂肪、脂肪肝疾患、アレルギー性疾患、自己免疫疾患、心血管疾患、心臓発作、動脈硬化、脳卒中、虫歯、歯垢《しこう》、口腔《こうくう》内健康、緑内障、骨の健康、美肌効果……、等々（多い！）（ちなみに、例の COVID-19 にも効果がありそうだという論文も２０２１年に出ています）。

ＥＧＣＧは強い抗酸化活性を示しますから、**緑茶の抗がん作用もかなり注目**されてきました。緑茶ががんに効くらしいというデータは、人間での調査研究や動物実験、あるいは細胞・分子レベルの研究などから多数得られていて、「効果あり」または「リスクを下げる」とされたがんの種類も多いです。乳がん、卵巣がん、前立腺がん、消化器系がん、白血病、口腔がん、膵臓《すいぞう》がん、肺がん……、等々（やっぱり多い）。

ただ、人間では「緑茶（に含まれるＥＧＣＧ）を抗がん剤として使う」という実験はさすがにできないので、「リスク」に関する調査研究が多いです。

例えば、肺がんに関しては、緑茶を飲まない人は、１日あたり少なくとも1杯の緑茶を飲む人と比較して、肺がんのリスクが5倍ほど高いというデータがあります。喫煙は肺がんのリスク要因なので、喫煙者に限った場合、緑茶を飲まない喫煙者は、１日あたり少なくとも1杯の緑茶を飲む喫煙者よりも、肺がんのリスクが約13倍も高い、というデータでした。

緑茶を1日1杯以上飲むことは肺がんのリスクを減らすらしい、ということですね。ちなみに、この研究データを見る限り、1日1杯以上の緑茶を飲んでいる喫煙者の肺がんのリスクは、非喫煙者（緑茶飲みでも）のリスクと大差ありません。

緑茶がこれほど健康に良さそうだと死亡率との関係が気になりますが、その点に関しては、日本でのかなり大規模な調査研究が以前からあります。

4万人規模で11年間の死亡率を追った調査では、1日5杯以上緑茶を飲んでいた中高齢者は1日1杯未満しか飲まなかった人に比べて、死亡率が約16％低かったという結果でした。より近年の15万人規模で7年間追った調査でも、1日5杯以上緑茶を飲んでいた中高齢者の死亡率は1日1杯未満しか飲まなかった人に比べて約15％低かったというデータが得られています。

どちらの調査でも、**緑茶の摂取量が多いほど全死亡率と心血管疾患による死亡率が低くなりました**が、がんによる死亡率とは無関係でした。

日本人はもともと緑茶をかなり飲むので、これらの調査では「1日1杯未満」を基準として死亡率を比較調査していて、最もよく飲むグループの緑茶摂取量は「1日5杯以上」

です。

「1日5杯以上だって？　さすがに飲めないよ」という人も多いかもしれませんが、1日に飲む緑茶が多いほど死亡率は下がるので、3杯でもOKです（死亡率は10％程度低下）。脳卒中に関する調査では、1日2〜3杯緑茶を飲む人は飲まない人に比べて脳卒中のリスクは14％減る、というデータもありますし（1日4杯以上だと20％減です）。

日本ほど緑茶を飲まない中国でも2020年代に同様の調査があって、その調査研究では「週に少なくとも3回未満」を基準にして「週に少なくとも3回以上」のグループと比較しています。その結果は、日本でのデータと似ていて、**緑茶を週に少なくとも3回以上飲む人の死亡率は約25％低い**というものでした。また、心血管疾患や脳卒中での死亡率が特に低く、これも日本での調査と似ています。

ここで、「がんはどうなんだ？　肺がんは？　他の色々な疾患は？」という疑問が出てくると思いますが、残念ながら現時点では明確なことはいえません。

食や栄養素などの効果では、動物実験や小規模な調査研究で示された効果が大規模な調査では再現・確認できない、ということが往々にして起こるからです（大規模な調査でも、その方法論上、限界がどうしてもあるので、大規模な調査のデータなら良い、とも一概に言えません）。オメガ3脂肪酸のように、初期の研究では認められた諸効果が、その後のより質の高い諸研究で否定されることもありますし。

緑茶に関しては、研究の歴史が長い割には「欧米ではあまり飲まれない」という理由もあって、同じ飲料であるコーヒーやワインに比べると研究数は実は多くありません。

ただ、欧米でも近年では「緑茶の良さ」が肥満等との関係もあって再注目されてきていて、２０２０年代でも研究は発展してきています。なので、今後はもっと信頼性の高いデータが得られるようになると思います。

とはいえ、これまでの日本や中国での調査研究を踏まえれば、緑茶をよく飲むことが健康長寿につながることはほぼ明らかです。

さらに、日本での研究では、65歳以上の各年齢の「介護不要高齢者」が３年後に「要介護」になるリスクは、緑茶を１日３杯以上飲むと25％以上も低くなる、というデータがあるので、この点でも「１日３杯以上の緑茶」は推奨できます。

○紅茶・コーヒーの認知症予防効果は？

緑茶の身体的良さに関しては今後のさらなる研究が必須とはいえ、緑茶が心血管系に良いことはほぼ間違いありません。脳には多量の血流が必要だということもあって、**心血管系に良い食材・栄養素は脳にも良い**ことが普通です。また、緑茶に豊富に含まれるＥＧＣ

Ｇは強力な抗酸化作用をもつので、この点でも脳に良さそうです。

というわけで、緑茶が脳に及ぼす影響に関する研究も、動物実験を含めて、かなりあります。特に認知症関連の研究が多く、認知症や記憶に深く関係する脳領域の神経細胞を増やす（発達させる）とか、アルツハイマー病での神経変性に効果がある、といったデータがあります。

アルツハイマー病では「アミロイドβ」というゴミみたいな物質が（タウという物質も）脳内にたくさん凝集して神経変性状態になるのですが、緑茶のＥＧＣＧはそうした神経変性状態を防いだり改善したりするんです。記憶関係の脳領域の神経細胞を増やすだけでもスゴイのに、神経変性の予防・改善効果があるらしい、というのはかなりスゴイです。ただ、生身の人間での実験ではないことがこうした研究の限界でもあるのが悩ましいですが……。

とはいえ、人間での脳レベルでの研究もそれなりにあります。緑茶にはカフェインが多少なりとも入っていて、**カフェインは脳活動に影響を与える**ので、人間での脳研究では「緑茶エキス」を使うことが普通です。

脳科学的に有名なのは、緑茶エキスで知的作業に関わる脳領域がより活性化する、という研究です。その脳領域は例の結晶性知能に深く関わり、かつ、脳老化や認知症で特に活動レベルが下がったり萎縮が進行したりする領域です。知的作業をすればその脳領域は当然ながら活動します。緑茶エキスを服用するとその活動レベルが上がり、服用した緑茶エキスの量が多いほど活動向上の程度は高い、というデータでした。

その後の研究で、緑茶エキスが知的作業に関わる脳内神経ネットワークを強めたり、脳活動の効率を高めたりする効果をもつことも分かりました。脳の効率（脳の省エネ的使い方など）は若い脳ほど概して良いので、緑茶は脳を若返らせる効果をもつと言ってもいいです。かなりスゴイと言えます。

脳レベルでのこうした効果を踏まえれば、緑茶が人間でも認知症予防効果をもつことも十分に予測できます。そして、この予測はどうやら正しいようです。日本での調査研究で、緑茶をよく飲む高齢者ほど認知症（軽度認知症を含む）の発症率が低くなるというデータが得られているからです。

例えば、緑茶を1日2杯以上飲んでいる高齢者は、週に3杯以下しか飲まない高齢者に比べて認知症の発症率は2分の1以下というデータがあります。この調査では紅茶やウーロン茶、あるいはコーヒーの摂取も調べていますが、**紅茶やウーロン茶、コーヒーを飲む頻度と認知症発症率とは関係がありません**でした。

より近年での調査研究（日本）でも緑茶の認知症予防効果は示唆されていて、60歳以上の高齢者で5年後に認知症（軽度認知症を含む）を発症した人の割合は、緑茶を全く飲まないグループでは約31％、週に1回から6回飲むグループでは約15％、緑茶を毎日飲むグループでは約11％だったというデータがあります（紅茶やコーヒーに関しては大差ありませんでした）。

この調査では「高齢者で5年後の認知症発症率を調べた」という点が重要で、緑茶を毎日飲んでいれば発症率はかなり低くなるわけで、今からでも緑茶を毎日飲むようにすれば、5年後の発症率は全く飲まない人の約3分の1にも低下し得ます。緑茶にはやはり認知症予防効果があるようです。

○「食べたいものを食べる」でいいのです

話はやや多岐にわたりましたが、要するに、「優れた食材」を意識しつつ**推奨的日本食を食べていれば、脳も健康**で、かつ、幸福長寿になる、ということです——認知症のリスクも減って。

結論はやっぱり単純で、それなりに納得もできますが、本当にそうか？　と疑うのが科学者の性です。それに、政府（農林水産省と厚生労働省）が推奨した食に従うのもいいですが、「食べたいものを食べる、というのが幸福ではないか？」と思う読者もおられると思います。

ここであえて言えば「食べたいものを食べる」でいいんです。その理由は、まずは、大きく二つあります。（1）食品ネットワークが重要、そして（2）個人差がある、ということです。

食品ネットワークというのは、「食の組み合わせ」をさらに発展させた最新の考え方です。

地中海食と日本食で共通に推奨されているのは「植物性食品と魚」で、この組み合わせが脳の健康に良いことが（認知症予防効果をもつことも）実証されています。

植物性食品と魚の組み合わせがいいとして、これは「摂取する食品の種類と量」に基づくものです。結局、**植物性食品と魚をよく食べる**ということですね。

ここで疑問が出てきます。「週の数日は植物性食品だけ、残りの数日は魚だけ、といった食生活」と「植物性食品と魚を日々適当にミックスさせる、といった食生活」では違いはないのか？　という疑問です。そんな極端なことは想定できないとしたら「朝と昼は植物性食品だけ、夜は魚だけ、といった食生活」と「朝昼晩で植物性食品と魚を適当にミックスさせる、といった食生活」との間では？　という疑問でもいいです。

こうした疑問は私のみならず誰もが抱くと思います。つまり、「何をどの程度の量と頻度で」ではなく、「何をどのような組み合わせで」という、ネットワーク的な観点からの疑問です。そして、同じような食品を同じような量で食べている人たちでも、食品ネットワークは当然ながら異なります。

そうした食品ネットワーク的観点からの研究が始まったのは比較的最近ですが、脳科学的に注目されるのは、フランスでの２０２０年代の研究です。その研究では、認知症と食品ネットワークとの関係を高齢者で（しかも、地中海食のような良い食をさほど摂取していない人たちで）調べたのですが、食品ネットワークは大きく二つに分けられました。集中型と分散型です。

その調査で分かったのは、**認知症の高齢者では集中型が多く、認知症ではない人では分散型が多い**、ということです（認知症の高齢者では、むろん、発症前の食を調べています）。

認知症になった人で多い集中型食品ネットワークの「ハブ」はソーセージなどの加工肉で、このハブ（加工肉）がジャガイモなどのデンプンの多い食品やクッキーやケーキ、スナック菓子と強い連絡をもったネットワークを作っていました。

一方の分散型では、同じような食品（加工肉やスナック菓子なども）を同程度食べているのですが、明確なハブがなく、肉を食べる際でもより多様な食材（野菜や果物、魚介類など）と組み合わせていました。

同じような食品を同じような量と頻度で食べていても「食べる組み合わせ」としての食品ネットワークが脳機能や認知症発症に重要だということです。これは、それこそ脳活動のネットワーク性やバランスを踏まえれば当然ともいえる結果です。加工肉やスナック菓子が好きなら食べればいい、ただし分散型で、ということですね。

どのような食品ネットワークをもつのか、ということもそうですが、食やその影響には個人差があります。

分かりやすいのは、遺伝子レベルでの個人差でしょう。例えば「最悪の食」とされる西洋食でも、遺伝子構成（保有遺伝子の種類と組み合わせ）の違いによってはさほど悪影響が及ばないことが分かっています。逆に、最良とされる地中海食にしても、やはり遺伝子構成の違いによっては良好な効果をさほどもちません。また、塩分の摂り過ぎで高血圧になるどころか、むしろ低血圧になる遺伝子をもつ人がいるくらいです。さらに、**同じような食生活で太る人もいればむしろ痩せる人もいます**が、この差にも遺伝子が関与します。

食の影響・効果には遺伝子レベルでの個人差が相当に関係するということですね。なので、自分の遺伝子構成に合った食べ物を好きなように食べていればいい、とも言えるワケです。

○脳が健康ならダイエットも成功

地中海食は良い、日本の場合日本食が良い――そういう話に留めておいた方が良かったかもしれませんが、様々な研究データを参照しながら、原理を重んじつつ総合的な結論を導きたがるのが科学者です。そして、結局のところ、「食べたいものを食べればいい」というのが結論です。

この結論の理由として「食品ネットワーク」と「遺伝子レベルの個人差」を挙げましたが、より根本的な理由・原理は「脳はそれほどバカではない」ということに尽きます。

人間は、誰もが（当然ですが）それなりの知能をもっています。知能は適応力ですから、**知能が高ければ適応的な食・ダイエットをする**ように進化的になっているんです。

食性（ダイエット）が霊長類の脳進化の大きな駆動力になってきたことを踏まえても、このことは明らかです。人類がもつ知的能力・認知機能はもちろんのこと、豊富な色覚や鋭い運動視、あるいは、鋭敏な味覚といった脳機能にしても食性と結びついて進化してきたという側面が強いです（社会関係も重要ですが）。

その脳が、本来、不適切な食をするはずがなく、「健康的な脳は、適切で健康的な食生活をする」という原理があるんです。

この原理に関して分かりやすいのは、いわゆる「ダイエット」に関する研究成果でしょう。痩せる、あるいは、適正体重にするという意味での「ダイエット」に関する研究はそれこそ膨大ですが、ここでは、「無理なダイエットは失敗する」「ダイエットに成功した人は好きなように食べている」といった事例報告だけで十分だと思います。

実際、例えば、ストレスがかかるようなダイエットでは脳が不健康になり、一時的に痩せても結局は失敗します（ストレスは過食の大きな要因です）。睡眠不足が続くだけで（脳が不健康になるせいで）過食や不適切な食べ方をします。仕事で過度に働くと（脳がやはり不健康になり）摂食障害になる可能性さえあります。

一方、無理な（自分に合っていない）ダイエットなどを止めて、好きなように食べることにしたら自分の望む体型になったという人は読者の周りにも多いはずです。自分の体型をよく知っている人は適正体重を維持しつつ健康的な食生活を送ることも分かっています。そういう人を科学的には「直感食生活者」といいますが、好きに食べるようにして適正体重になった人の少なくとも一部はまさに直感食生活者になったわけです。直感食生活者にならなくても、**脳がくつろげる環境で食べる**ようにすれば過食は防げて適正体重になり得ます。

健康的な脳は適切で健康的な食生活をする、という原理に関するもっと明確な（というかストレートな）データは、知能の高い人は適切な食生活を送って適正体重を維持しつつ長生きする、ということでしょう。

知能が高い人ほど長生きする、ということは脳科学者の間では常識で、このデータは20世紀後半からあって、反証されることなく近年でも再現され続けています。

この現象の理由は、知能が高ければ（現代社会にうまく適応して）経済的にも社会的地位にも恵まれて高度な医療も受けられて……、といったものだと思われるかもしれませんし、そういう要素は確かにあります。

しかし、そのような社会経済的要素を考慮しなくても、つまり、そういった要素とは無関係に（例えば経済的にさほど恵まれなくても）、知能が高い人ほど長生きします。その大きな理由の一つは、**知能が高いと適切な食生活を送る**、ということです。

やはり、脳はそれほどバカではなく、脳が健康ならそれなりに適切な食生活をするんです。「食べたいものを食べればいい」ということの大きな根拠は、まさにこの点にあります。

○肥満の人の脳は小さい

ただ、今述べたことは「脳はバカなこともある」という含意があります。食との関係での典型例は肥満と低知能との結びつきです。
少なくとも欧米での調査研究では、肥満の人は知能が低い、ということが以前から分かっていました。これは、高知能の人は適正体重を維持するということの傍証にもなっていますが、科学者たちが問題にしてきたのは、因果関係です。肥満なので（運動不足やそれこそ悪い食生活などのせいで）知能が低くなるのか、あるいは、知能が低いので肥満になるのか、という因果関係です。

この問題に関する研究もかなりあって、それらを総合すると、知能が低いと肥満になる（低知能が原因、肥満が結果）というのが信頼性の高い結論です。分かりやすいのは、子供の頃の知能指数（ＩＱ）が低いと中年期に肥満になる可能性が高い（子供の頃のＩＱが中年期の肥満度・ＢＭＩを予測する）、というデータです。

知能は脳の能力ですから、肥満と脳との関係を調べた研究もそれなりにあります。そうした研究で示されてきたのは、肥満の人の脳は小さい、ということです。ただ、「脳の大きさ」ではなく「脳の変性・異常」が肥満と関係する、といったデータもあります。太るほど脳血流量が全体的に低下することも分かっています。

太り過ぎの人の脳が不健康なのはほぼ明らかです。脳が不健康だと**食物への脳の満足度が低いため食べ過ぎる**、という証拠もあります。遺伝子との関係でも、脳に影響する遺伝子が肥満にも関与することが分かってきています。脳と肥満は遺伝子レベルでも結びついている、ということですね。

肥満、特に中年期の肥満は、様々な疾病のみならず認知症の大きなリスク要因です。中年期の肥満が認知症のリスクになるのは、肥満だと脳の変性が早く始まるせいらしいです。高齢者では、太り過ぎによる脳血流量の低下も認知症のリスク要因になります。

やはり、肥満が脳に良くないことは明らかです。

○チョコレートは知的能力を向上させる

かくして、知能の代表としての結晶性知能が高ければ適切な食生活を送るハズで、雑多で不正確な情報にも振り回されないでしょうが、食に関しては多少の注意が必要です。「進化的な仕掛け」が潜んでいるからです。

世には食やダイエットに関連する雑多な情報が溢れています。こうした多大な情報・人気自体に「なるべく食べさせる（あるいは、食に強い関心をもたせる）」という進化的仕掛けが相当に関与しているとみなせます。

その主要な仕掛けは「食べることを快感にさせる」というものです。これは、**性行為とやや似ています**――性行為のようなメンドーなことを快感なくしてするはずがありません。

同様に、食べることが快感でなければ、メンドーな狩猟採集などしてこなかったでしょうし、食費を稼ぐための苦労多き仕事などもしないでしょう。

食の快感化は現代でも色々あります。例えば、ビールなどの苦いものを脳は本来「毒物」とみなすので、避けるはずです（子供のピーマン嫌いもそうですね）。ところが、ビールを飲むと（アルコールやビール成分のせいで）脳内に快感物質が出るので、快感になって、ビール好きになってゆくんです。酸っぱいものも似ていて、本来、「腐ったもの」と脳は判断して避けようとしますが、**美味しいとやはり快感物質が脳内で分泌される**ので、好きになってゆくことがあります。

脳が進化的に欲する代表的食材は「甘い物」と「高脂肪食」です。

脳は特殊な状態を除けばブドウ糖なくして働けません（ブドウ糖が脳の主要なエネルギー源）。また、脳はその本質上多量の脂肪を必要としています。飢餓状態では脂肪から「ケトン体」を作って（ブドウ糖の代わりに）脳のエネルギー源としますし。

ブドウ糖も脂肪も植物性食材などから得られるとはいえ（ごはんは良質なブドウ糖源ですし、ナッツ類には良質な脂肪が比較的豊富です）、人類進化の長きにわたって「甘い物」「高脂肪食（例えば獣肉）」は得難い貴重品であったことは間違いなく、だからこそ、これら二つを脳は快感化したんです（相当に頑張って何とか得るようにすべく、です）。「甘い物」と「高脂肪食」——人類がこれらに抗《あらが》うのは進化的に非常に困難と言っていいです。「甘い物は別腹」というのは正しくて、満腹であってもスウィーツを見ると胃に空間が生じるくらいです。

さらに、少なくとも脳レベルでは、コカインなどのドラッグ中毒と同等なことが砂糖や脂肪で起こることが分かっていて、「砂糖中毒」「脂肪中毒」と呼んでいます。

ドラッグ中毒で脳が変わるように、砂糖中毒や脂肪中毒で脳は変化してしまいます。甘い物と高脂肪食の摂取のし過ぎは肥満に結びつきますから、肥満の人の脳は薬物中毒と同じような変化を示していて、その点でも**太り過ぎの人の脳は不健康**なんです。

例の推奨的地中海食でも、避けるべき食材の多くが高脂肪食と甘い物です。バター、マーガリン、チーズ（その一部）、揚げ物、そしてスウィーツ類ですね。ちなみに、避けるべき食材の一つである「赤身肉」は、高脂肪ではなく別の成分・作用のせいで認知症（特にアルツハイマー病）などのリスク要因になります。

甘い物と高脂肪食は進化的に抗し難く、それで、現代では両者が豊富な西洋食が隆盛してきたとも言えます。

しかし、やはり、脳はそれほどバカではありません。

アルコール中毒が相当に（脳レベルでも）酷《ひど》い影響を及ぼすとはいえ、お酒を飲む人の全てがアルコール中毒になるわけではなく、多くの人はワインやビールなどの「脳に良いらしい酒」を適度に飲んでいます（言い忘れましたが、ビールの苦み成分は認知症予防効果をもつらしいです）。

同様に、甘くて高脂肪の食品でも、脳に良いらしいものがあって、一部の脳科学者は常食しているほどです。チョコレートです。

チョコレートは甘くて高脂肪なので「中毒性があるのでは？」という疑問もあったのですが、中毒性は科学的に否定されています。その一方で「脳に良い」という研究は以前から多数あります。知的能力・認知機能向上や**抑うつ状態の改善効果**、あるいは認知症予防効果などです。

チョコレートは脳科学的にかなり推奨できますが、その他にも同様な食品はあります。個人差があるので具体名はあえて言いません（ちなみに、アルコールに関してもワイン派とビール派があって、これには遺伝子の違いが関与します）。

健康な脳なら、そうした「甘くて高脂肪でも適切な食品」を適度に食べているはずです（口にしない人もいるでしょうが）。

高齢者の場合、ここ30年で脳機能も身体機能も向上している、という欧州での調査結果が2020年に出ています。

その要因の一つは食生活の改善です。脳はもともとそれほどバカではないどころか、**高齢者では全体的により良くなっている**わけです。

やはり、少なくとも高齢者は「食べたいものを食べる」でいいんです。

○好奇心なくして幸福長寿なし

「中高齢者（特に高齢者）を巡る科学的諸問題はこの一冊で大丈夫」といった思いでかなり長く書いてきましたが、読み手の方々は本書の内容如何《いかん》にかかわらず大丈夫なはずです。強い好奇心をもっておられるハズだからです。

そのせいもあって、**好奇心の重要性**を本文ではあえて強調してきませんでしたが、念のため補足しておきますね。

好奇心は「新奇な知識や経験を求める性質・脳機能」のことで、人類進化的にも脳的にも非常に重要で、本書で重視している結晶性知能や幸福長寿と深く関係します。人類が進化的に行ってきた数々のイノベーション（古くは火の使用や石器の開発など）も旺盛な好奇心のなせる業です。

好奇心は人類進化の駆動力、と言ってもいいくらいに重要であるにもかかわらず、好奇心に関する研究が本格的に始まったのは、実は（いくつかの理由のせいで）比較的最近で、

２０１０年頃からです。

好奇心は子供で特に旺盛なので（生誕した新奇な状況や環境に適応する必要があるせいですね）、好奇心の研究も子供を対象としたものが当初から多く、そうした諸研究の結果の要旨をざっくり述べると「好奇心が学力向上を促す」「自発的な勉強には好奇心を伸ばすことが肝要」といったことです。

学力の本質は知識・経験の増加と活用で、結晶性知能が必須ですから、こうした研究成果は予測通りです（結晶性知能は、当然ですが、中高齢者のみならず、子供の頃から教育等によって向上します）。また、好奇心を伴う多少危険な遊びを豊富にした子供ほど、成人になってからの創造力や心の強さ（レジリエンスと言います）、社会関係力などが高い、という研究もあります。

成人では、子供の「学力」の延長線というべきか、**好奇心が創造力や問題解決能力の要である**ことが分かっています。そのため、そういう力を企業的に求めるなら、好奇心が強い社員を採用した方がいい、という研究論文もあります。

中年での好奇心に関しては、例の「中年の危機」との関係での諸研究が有名で、中年の危機になっても危機的状況を軽減したり脱したりするための「王道」は豊富な好奇心、とされています。特に、自分の職場・職業だけではなく、もっと広い世界や多様な人たちへの好奇心です――知識や経験が職場などの狭い世界に限られることが中年の危機の要因の一つなので、好奇心を働かせて結晶性知能をさらに伸ばせ、ということですね。

中高齢以降では……、好奇心の重要性に関する研究は子供での研究並みに多いです。中高齢以降で最重要な実力は結晶性知能で、**豊かな好奇心はこの知能を伸ばす基礎・駆動力になります**から、好奇心関係の研究が高齢者でも多いのは当然ですが、「加齢で好奇心は概して低下する」という理由も諸研究の背景にあります。

好奇心が加齢に伴って（脳の老化のせいで）低下しても何の問題もないなら、高齢者の好奇心に関する研究などほぼ無意味です。せいぜい「加齢に伴って好奇心はなぜ低下するのか？」といった問題を解く研究程度で十分です。

しかし、「子供で良いことは高齢者でも概ね良い」という「法則」があるので、高齢者での好奇心を調べてみたら子供と同等かそれ以上に高齢者でも好奇心が重要なことが分かってきた（しかも加齢で好奇心は概して低下する）のでさらに多くの研究がなされてきた、といった経緯があります。

○好奇心とは記憶力なり!?

実験的研究としては、記憶力を好奇心との関係で調べた研究があります。

新しい物事を覚えるような記憶力（記銘）にしても「高齢者は記憶力が低い」という思い込みがなければ、高齢者と若者とで大差がないことは最初の方で述べた通りです。ところが、このような思い込みの有無にかかわらず、その種の記憶力テストの際に好奇心を高める工夫を実験的にすると、高齢者（この実験では65〜89歳）と若者（18〜26歳）で大差がなくなることが分かりました。

高齢者は概して好奇心が低いとはいえ、好奇心を一時的にも高めることは実験方法的に可能です。この実験ではそうした方法を使って、好奇心を高めると記憶力が向上することを実証したわけです。また、好奇心には個人差があるので、記憶力と好奇心の程度との関係を調べた研究もいくつかあって、強い好奇心を維持している高齢者の記憶力は高い、といったデータもあります。

つまり、**高齢での好奇心は記憶力を高める効果**をもち、好奇心がより旺盛な高齢者ほど記憶力はより高いということです。

記憶は「実力」、つまりは結晶性知能の最重要な基礎ですから、高齢での好奇心がいかに重要なのかは、あえて諸研究を列挙するまでもなく自明だと思います。

とはいえ、多少挙げれば、好奇心はまずは「適応長寿」の「カギ」になることが示されています。

子供が好奇心旺盛なのは生まれてきた新奇な環境に適応するためです。それと同様に、激変する時代に高齢者が適応するためには、好奇心はとても重要です。ICT・AI社会という、産業革命以来の激変期にある中で新奇な物事・環境に適応することは好奇心なくして不可能とも言えます。スマホやタブレット、SNSなどもうまく使えないようでは、時代から取り残されて化石化してしまいます（学問的にも、化石化、fossilization という言い方をたまにします）。

そういった新しい電子機器やネット交流法などは、あえて学ぶものではなく、好奇心が強ければ自ずと使い始めて習得してしまうものです。「面白そうだ」「挑戦してみるか」がいわばキーワードです。「年だから」とか「昭和の人間だから」などと躊躇《ちゅうちょ》していてはまさに化石化してしまい適応どころではありません。

好奇心は長寿とも深く関係しますが、この種の研究で有名なのはラットでの動物実験です（動物も新規な環境に適応するためにそれなりに好奇心をもっています）。がんになりやすいラット系統が作られていて（なんか気の毒ですが）、そうしたがん発症ラットの「好奇心の程度」と寿命の関係を調べたところ、**好奇心が強いラットはそうではないラットに比べて半年も長生きした**、という結果でした。実験用ラットの平均寿命は3年ほどで、がん発症ラットではもっと短いですから（長くても2・5年ほど）、好奇心旺盛だと半年も長生き、というのはかなり驚くべきデータです。

では、人間ではどうか？　といえば、もちろん（予測通り）好奇心が強い人ほど長生きすることが各種調査研究で示されています。好奇心はまさに「適応長寿」に結びつくんです。

ただ、いくら激変する時代に適応して長生きしても、「幸福長寿」にならなければあまり意味がありませんが、好奇心が幸福感と結びついているという研究はかなりあります――好奇心が強ければ時代にうまく適応することができ、おのずと幸福になれるので、これは当然のことですが。

○脳の若返りは可能です

好奇心は幸福長寿の「カギ」であることは間違いありません。では、具体的にはどうしたら良いのか？　と言えば、例によって「好きにして下さい」で十分だと思います。面白そうなこと、挑戦してみたいことは、個人によって異なりますから。

そうは言っても、やはり「原理」が重要なので、そういった原理的な諸方法を挙げておきます。ただ、より少ない原理を求めたがるのが科学者ですから、原理的方法は三つくらいしかありません。その一つは、これまた子供での教育や脳育成と原理的に同様で、**複数のことを同時に学ぶ**ということです。

学校には算数や国語、理科・社会などの授業があって、週単位で複数の授業を受けます。これは好奇心と深く関係していて脳にもかなり良いのですが、中高齢者でも同様なんです。例えば、ある研究では、高齢者たち（平均年齢約70歳）に三〜五つの「授業」を3か月間受けるよう依頼しました。いわゆる「習い事」ですね。具体的には、スペイン語、ｉＰａｄの使い方、写真撮影、描画、作曲の授業です。

受ける授業は最低でも三つにして（例えば、スペイン語、ｉＰａｄ、描画）、日に1〜2授業（時間は1授業あたり2時間）、1週間で最低三つの異なった授業をほぼ同じ回数受けるというやり方です。週に少なくとも3種類の授業を同時に受けるようにしたというのがポイントです。

この「週に複数の授業」の能力向上効果は目覚ましく、わずか1・5か月で高次脳機能・認知機能は約40歳のレベルにまで向上しました。高次脳機能のほぼ30歳分の向上（若返り）が1・5か月で達成されたわけで、この向上は3か月後でもむろん維持されました。

生涯教育機関やカルチャーセンターで講義的なことを受けるなら、週に3〜5種類の授業・講座を3か月ほど（1・5か月ほどでもＯＫ）続けるのがいい、ということです。そうすれば**高齢者でも高次脳機能は30歳ほども若返る**わけで、かなりの効果だと言えます。

同時に複数の異なったことを学ぶのがいいのは、好奇心用神経システムが活性化されつつ様々な脳領域に適度な負荷がかかるせいで、「好奇心によって複数の脳領域が適度に使われる」というのが脳科学的な理由です。

「同時に3～5種類の授業なんて無理。メンドーだし」という読者もおられるかもしれません。そのような場合、これも子供での脳育成に良いことが分かっている原理的方法が使えます。チャレンジする、ということで、これが二つ目の原理です。

　子供は好奇心旺盛なせいもあってチャレンジングなことをしたがります。そういうチャレンジングな行為を通して高次脳機能（創造力や社会関係力、レジリエンスなど）を無意識にも高めていくんですが、例によって「子供の脳に良いことは高齢者の脳にも良い」という法則通りに、高齢者でもチャレンジングなことは脳を良くします。

　この種の研究として、平均66～70歳の高齢者を**チャレンジングのレベルに応じて三つのグループ**に分け、脳活動の変化を調べた、というものがあります。

　高チャレンジングなグループはデジタル写真、キルティング、またはその両方を行い、低チャレンジングなグループでは旅行や料理などに関連するデスクワーク的な活動、そして非チャレンジングなグループは、音楽・映画の視聴や簡単なゲームをしたりしました（週に少なくとも15時間）。3・5か月（14週間）後にテストをしてみると、高チャレンジングなグループには相当に良い変化が起きました。脳機能的には記憶力や判断力の向上ですが、脳活動レベルでは「若返り」です。

若者の脳は概して効率が良く、例えば、簡単な知的作業では脳活動を少なくし、難しい場合には脳活動をより高めます。省エネを求める脳としては当たり前の使い方ですが、高齢者ではこのような効率的な使い方が難しくなり、知的作業の難易度に応じて脳活動をさほどうまく調節できません。高齢者の脳は概して非効率的なんです。

ところが、驚いたことに、この実験では、高チャレンジングなグループの高齢者たちの脳は若者並みに効率化し、脳をうまく使うようになりました。まさに脳の若返りがはかれたわけです。

「高チャレンジング」と言っても、行ったことは、デジタル写真やキルティング、あるいはその両方です。いくら週に最低15時間と言っても、1日あたり2時間強です。これならわざわざ生涯教育機関やカルチャーセンターなどに通う必要はないので、「使える方法」だと思います。

「複数のことを同時に学ぶ」「チャレンジングなことをする」――これら二つは**高次脳機能・認知機能を高め、脳を若返らせます**し、その駆動力は好奇心（チャレンジ精神を含む）です。

これらは、生まれながらに（進化的に）好奇心旺盛な子供たちが普通にしていることですし、学校教育でもそれなりに行っています。また、**子供の脳に良いことは概して高齢者の脳にも良い**という「法則」通りでもあります。

○65歳からの義務教育を提案します

こうしたことを総合すると「高齢者用義務教育」を公的に導入することを、つい提案したくなります（同様の提案をしている某高齢女性要職者もおられますし）。65歳になったら（あるいは定年退職したら）誰もが義務的に受ける教育です。

現代は産業革命以来の激変期で、新奇な情報・物事が激増していますから、現代・近未来での適応を志向した教育は必須とも言えます。また、教育の本質は「結晶性知能の向上」ですし、先述のような諸研究を踏まえた適切な教育は脳を若くさせ得ます。

なので、無償の高齢者用教育を半年ほどでいいので義務化するのは、高齢者個々人のみならず超高齢社会全体にとっても相当に意義深いと思います――小学校低学年時代に学校に行くふりをして野原や池で小動物採りなどをして遊び呆《ほう》けていた私でも、そうした義務教育があれば是非とも受けてみたいです。とても面白そうなので。

と提案しても「せっかくリタイアしたのに義務教育だと？　今さら学校になんか行けるか！」と言われそうなので、特に子供たちがしているもっと普通かつ簡単な進化的行為を挙げておきます。探索行動です。そして、これが三つ目の原理的方法になります。

探索行動の基礎・駆動力は好奇心ですから、脳機能向上や幸福感と結びつくことは自明ですが、本当にそうか？　という疑問を抱くのが科学者の性です。そして探索行動の指標として「旅行」を調べ、たくさん旅行する高齢者は幸福感が高いなんていうことをわざわざ実証した研究もあります。

旅行が面倒なら、買い物でも良くて、ショッピングモールなどで買い物を頻繁にする高齢者ほど（収入や資産などとは無関係に）より長寿になり幸福感も高いといった研究もあります。ショッピングモールなどで探索行動を多くすると幸福長寿になり得るということですね。

この種の研究の中で方法的に面白いのがあって、それは参加者たちの日々の移動場所と滞在時間をＧＰＳで追跡したという調査研究です。参加者にはもちろん了解を得てのことですが、３～４か月も調べたので、参加者たちも大変だったかもしれません。

調査結果は予測通りで、**より多くの場所を訪れ、各場所にそれなりに滞在した人ほど幸福感が高かった**です。日常生活での「多様性」が高いほど（つまりは、より探索行動をするほど）幸福感がより高いわけですが、この研究では脳活動も調べていて、日常的な多様性が高い人ほど幸福感や記憶、あるいはナビゲーションに関係する脳領域の活動レベルが高いことが分かりました。これらの脳領域の働きは加齢で低下しやすいので、日常生活の**多様性は幸福感向上のみならず、脳老化の保護要因にもなる**とみなせます。

「あとがき」のくせに話が長くなりましたが、好奇心は進化的に重要な脳機能で、旺盛な好奇心によって結晶性知能が向上するのみならず、まさに幸福長寿がはかられるんです。

そして……、読者の方々はやっぱり大丈夫なはずです。「面白そうだ」「挑戦してみるか」という気持ち・態度（つまりはそれなりの好奇心）がなければ、本書を読む（あるいは読もうとする）はずがないからです。

ちなみに、例のCOVID-19と好奇心との関係に関しては……、などとさらに書きたいことはまだかなりありますが、さすがにこの辺で止めておきますね。

それにしても、これほどの大著（？）に長く付き合っていただき、ありがとうございました。

ぜひ結晶性知能を伸ばしつつ、幸福長寿になって下さい。本書がその一助になることを願っています——願わずとも、読者がそうなることはほぼ自明ですが……（最後までくどくて申し訳ありません）。

〈著者プロフィール〉
澤口俊之（さわぐち・としゆき）
1959年東京都葛飾区生まれ。1982年北海道大学理学部生物学科卒業。京都大学大学院理学研究科博士課程修了。1988年米国エール大学医学部神経生物学科にリサーチフェローとして赴任。京都大学霊長類研究所助手、北海道大学文学部心理システム科学講座助教授を経て、1999年北海道大学大学院医学研究科教授。2006年人間性脳科学研究所・所長。2011年武蔵野学院大学国際コミュニケーション学部教授兼任。2012年同大学院教授兼任。専門は神経科学、認知神経科学、社会心理学、進化生態学。理学博士。近年は乳幼児から高齢者まで幅広い年齢層の脳の育成を目指す新学問分野「脳育成学」を創設・発展させている。フジテレビ「ホンマでっか!?TV」、NHK「所さん！ 大変ですよ」等、TV番組にも出演。

老いは脳科学的に素晴らしい
年をとるほど実力は伸びる

2021年11月25日　第1刷発行

著　者　澤口俊之
発行人　見城 徹
編集人　福島広司
編集者　鈴木恵美

GENTOSHA

発行所　株式会社 幻冬舎
〒151-0051　東京都渋谷区千駄ヶ谷4-9-7

電話　03(5411)6211(編集)
　　　03(5411)6222(営業)
振替　00120-8-767643
印刷・製本所　株式会社 光邦

検印廃止

ISBN978-4-344-03884-4　C0095
幻冬舎ホームページアドレス　https://www.gentosha.co.jp/

この本に関するご意見・ご感想をメールでお寄せいただく場合は、
comment@gentosha.co.jpまで。